아프지 않게 사는 법

도오 이장훈 · 김은영 지음

올바른 건강정보를 전수하며

사람들은 특별한 노력을 하지 않았음에도 불구하고 좋은 결과를 기대합니다. 좋은 결과를 얻으려면 올바른 선택을 해야 하는데, 선택을 위한 올바른 판단을 하는 것도 쉽지 않죠. 그것은 왜곡된 정보를 마치 바른 정보인양 각자의 근기(근본이 되는 힘)에 맞게 확신에 차서 선택을 하기 때문입니다. 그 결과 사람들은 천차만별의 삶을 살아가게 되는 것입니다.

그렇다고 누구를 탓할 수도 없습니다. 지금까지 왜곡된 채로 교육을 받아왔기 때문에 틀린 것도 당연한 진리인양 받아들일 수 밖에 없었던 거죠.

많은 분야에서 왜곡된 정보로 인해 왜곡된 선택을 하고 있지만 그 중 특히 심한 곳이 식품분야가 아닐까 합니다.

누군가는 이렇게 말하는 저희에게 "그래? 그럼 당신들 또한 왜곡된 정보를 진리인양 우리에게 전달하는거 아닐지 어떻게 알겠어?"라고 말할지도 모릅니다.

어떤 것이 올바른 정보인지는 우리의 일상에 적용해 보면 스스로 그 답을 얻는데 그리 오래 걸리지 않을 것이라고 생각됩니다.

우리가 매일같이 접하는 모든 현상과 몸의 증상은 일종의 결과이며 이러한 결과에 이르게 한 원인이 반드시 있습니다.

그런데 이 대목에서 우리가 잘 생각해봐야 하는 것은 과연 증상에 주목을 해야 하는지 아니면 증상을 발생시킨 원인에 주목해야 하는지의 문제입니다. 따라서 우리는 무엇이 상식적인지 무엇이 논리에 맞는지 우리 스스로 그 근거를 잘 따져봐야 합니다. 문제는 반드시 뿌리에서 해결되어야 합니다.

신체의 모든 증상의 원인은 증상부위에 있지 않고 육장육부에 있습니다. 왜 그런지 앞으로 하나 하나 상식적인 접근과 함께 알아보도록 할 것입니다. 바디맵의 가이드에 따라 식품배낭을 메고 몸 여행을 떠나보시죠!

누구나 자신의 건강을 지키는 의사가 되기를 희망합니다.

닥터비건 도오 이장훈, 김은영

목차

제1장
우리몸
바로알기

우리 몸이 어떻게 이루어져 있으며,
어떻게 해야 건강하게 살 수 있는지를
근본적으로 알아봅니다.

01

01 몸의 구성물질과 음식의 소명

고대 그리스 철학자 탈레스는 만물이 물로 되어 있다고 주장했습니다. 또한 어떤 철학자들은 만물이 불, 공기, 흙 등으로 되어 있다고 말했죠. 그러나 만물은 그 어느 특정한 요소로만 되어 있는 것이 아니라 다섯 가지 요소인 공기(목), 불(화), 흙(토), 금속(금), 짠물(수)로 되어 있습니다. 이를 일컬어 황제내경에서는 "오행"이라고 부르며, "오행"이라는 단어는 이후 동양철학의 기초토대가 되어왔습니다.

실제 우리가 살고 있는 가시적 세상에는 공기가 있고 불이 존재하며 땅이 있고 금속이 있고 바다가 있으며 이 다섯 가지 요소가 모든 물질을 구성하는 원재료이자 질료가 됩니다.

우리의 몸 또한 이 다섯 가지 물질로 구성되어 있습니다. 그 대표적인 것이 흔히 오장육부라 하는 다섯 가지 장부입니다. 이 다섯 장부가 에너지를 흡수하고 조절하며 조화와 균형을 이루도록 몸 스스로가 돕는 작용을 심포삼초라고 하는데 이를 더하여 육장육부라 하겠습니다.

몸 안의 여섯 장부에 여섯 가지 물질이 꽉 차있고 균형을 이루어야만, 우리 몸은 지극히 건강한 상태를 유지할 수 있습니다. 그러나 여섯 가지 물질이 소모되어 물질의 균형을 상실하게 되면 몸의 뿌리가 되어주는 여섯 장부에서 연결되는 경락 에너지도로가 막히게 되고 에너지가 막히면 딱딱하게 굳어 통증을 유발하는 것이 바로 증상입니다.

따라서 육장육부에 각각 필요한 여섯 가지 물질을 충분히 공급하여 육장육부 스스로가 온 몸에 힘차게 에너지를 돌릴 때 이 증상이라는 것은 저절로 사라지게 됩니다.

그러나 하루를 살면서 몸도 쓰고 마음도 쓰며 살아가는 가운데 우리는 여섯 가지의 물질을 끊임없이 지속적으로 소모하고 있습니다. 건강은 소모된 만큼 채워져야만 유지할 수 있는데, 우리는 "먹는다"라는 기본적인 본능을 통해서 여섯 가지의 물질을 채우고 있는 것입니다.

음식은 인간에게 에너지를 제공하는 위대한 소명이 있습니다. 음식 속에는 여섯 가지 장부에 필요한 물성이 담겨있는데, 그 물성이 어떻게 여섯 장부에 연관되어 있는지를 보여주는 것이 바로 "황제내경의 원리"입니다.

여섯 장부에 연결되는 여섯 가지 물성이 포함된 음식을 이른바 신맛, 단맛, 쓴맛, 매운맛, 신맛, 떫은맛의 여섯 가지 맛으로 구별하는 것 또한 "황제내경의 원리"입니다.

02 몸의 궁극적 실체 "에너지"

오 행이라는 만물의 질료를 과학적 접근으로 분해해보면 오행물질은 분자로 나뉘어지고 분자를 더 나누면 원자가 되고 원자를 더 나누면 아원자가 되고 광자, 양자에 이르는 그 이름이 무엇이든 궁극적인 실체는 바로 에너지입니다. 이 에너지를 다른 말로 하면 전자기장(Electronic Magnetic Field), 자기장, 자장, 진동(Vibration), 헤르츠 등으로 표현할 수 있지만 궁극적으로는 미립자들의 움직임인 파동, 즉 "진동"인 것이지요.

이러한 진동에너지는 부정적인 에너지와 긍정적인 에너지로 나눌 수 있는데 사람과 사람간에, 나무와 사람간에, 동물과 사람간에 서로 끊임없이 교류되고 순환됩니다. 어떤 사람이 부정적인 이야기를 나에게 계속하면 그 얘기를 더 이상 듣기 싫어지고 피곤한 경험은 누구나 있을 것이라 생각됩니다. 바로 그것이 에너지 순환의 좋은 예입니다.

부정적인 질병의 에너지를 가지고 있는 사람이 숲 속에 가면 숲은 질병을 가지고 있는 사람의 부정적인 에너지를 흡수하고 숲이 가지고 있는 좋은 에너지를 주기 때문에 그 사람이 치유되는 것도 에너지 순환을 이해하는데 좋은 예가 되죠. 따라서 부정적인 에너지가 쌓이고 쌓이면 자연재해로 지구가 정화되듯이 우리 몸에도 부정적인 에너지가 쌓이면 몸을 정화시키기 위해 질병이라는 자연재해가 일어나는 것입니다.

우리 몸에는 에너지를 순환시키는 "경락"이라는 도로가 있습니다. 그 에너지 도로인 경락을 관장하는 컨트롤 타워가 "육장육부"입니다. 육장육부는 아래 여섯 가지 장부를 말하는데 육장은 음이고 육부는 양입니다.

간장(음) 담낭(양)	심장(음) 소장(양)	비장(음) 위장(양)
폐장(음) 대장(양)	신장(음) 방광(양)	심포(음) 삼초(양)

모두 12경락이며 임맥, 독맥, 양류맥, 음류맥, 양교맥, 음교맥, 대맥, 충맥이라는 기경 8맥을 포함하고 있습니다.

육장육부는 에너지 도로인 12경락을 지배하는데 육장육부가 건강하면 에너지 도로는 막힘 없이 에너지가 순환되어 몸의 건강한 상태를 유지하게 됩니다. 그러나 반대로 육장육부가 허약하면 각 장부에 해당하는 에너지도로 중에 어딘가가 막히게 되어 에너지가 통하지 않으므로 딱딱하게 굳게 되어 통증을 유발하게 됩니다.

이것이 바로 우리 몸에 질병을 유발시키는 "증상"이라고 하는 것이며 원인이 되는 장부를 건강하게 만들어 에너지 순환을 시키게 되면 증상은 씻은 듯이 없어지게 되는 것입니다.

03 몸의 증상은 원인에 따른 결과

몸을 아프게 만드는 이유, 즉 몸의 증상을 발생시킨 원인은 무엇일까요? 지금은 무의식 속으로 사라진 먼 과거에서부터 현재에 이르는 동안 지속적으로 뿌리고 심은 선택이라는 행위(인)에서 비롯된 결과(과)를 증상이라고 할 수 있습니다.

쉽게 말하면 "뿌린 대로 거두리라" "업(카르마)" "콩 심은데 콩 나고 팥 심은데 팥 난다" "인과" "부정은 부정을 낳고 긍정은 긍정을 낳는다" "머피의 법칙" "부메랑 법칙" 등이 이에 해당합니다. 예로부터 성인들은 작은 깃털조차 우주법칙인 인과에서 벗어날 수 없다고 말했습니다. 이러한 증상의 원인을 크게 구체적인 두 가지로 나누면 "마음"과 "음식"이라고 할 수 있겠습니다.

그런데 문제는 시점입니다. 우리는 기억할 수 없는 먼 과거부터 마음을 쓰고 음식을 먹어왔습니다. 그런 일상의 모든 것들이 쌓여 현재의 증상으로 나타난 것일 테지요. 현재 마음을 어떻게 쓰고 있고, 어떤 음식을 섭취하느냐에 따라 미래에 어떤 결과가 올지는 원인과 결과의 법칙에 대입해 보면 쉽게 알 수 있습니다.

현재는 과거에 어떻게 살아왔는지 보여주는 결과이고 현재의 삶을 보면 미래를 알 수 있다고 했습니다. 그러면 이미 지나간 과거는 되돌릴 수 없으니 오늘부터 하루를 살아가는 선택을 통해 가까운 미래에 얼마나 건강한 삶을 얻을 수 있는지에 대해 생각해보는 것으로 "시간적 범위"를 좁혀보겠습니다.

물론 건강한 삶을 살기 위해서 기본적으로 필요한 것은 "마음 관리"입니다. 하지만 "마음 관리"는 별도의 큰 영역이므로 여기서는 몸 건강을 위한 "음식"분야로 범위를 좁혀서 설명하겠습니다. 이야기에 앞서 마음씀씀이가 그대로 몸의 환경을 만들기 때문에 마음사용이 건강에서 제외될 수는 없다는 것을 전제로 하고 "음식과 몸의 관계"를 집중적으로 설명하겠습니다.

몸의 증상은 각자가 살고 있는 생활습관의 결과로 나타난 현상입니다. 우리는 건강을 위해 무엇인가 특별한 먹거리를 찾고 있습니다. 그러나 무엇을 행하기 전에 하지 말아야 할 것을 잘 판단하고 행하지 않는 것이 더 중요합니다.

그렇다면 건강에 좋은 무언가를 하기 전에 섭취하지 말아야 할 음식과 하지 말아야 할 생활습관이 무엇인지 알아보도록 하겠습니다.

04 질병을 부르는 생활 습관

우리가 선택해야 하는 올바른 식생활 습관은 반드시 육장육부를 보호하는데 초점을 두어야 합니다. 증상이라는 결과를 가져오게 되는 생활 습관을 살펴보겠습니다.

첫째, 육식으로 인한 독소문제입니다.

건강한 몸을 유지하는데 가장 기본은 몸 안의 독소를 제거하는 것에서부터 출발합니다. 육식은 간에서 처리해야 할 독소의 양이 채식에 비해 상대적으로 많습니다. 한 끼 채식식사에 500마리의 바이러스가 있다면 한 끼 육식식사에는 5억 마리의 바이러스가 있다고 합니다. 그만큼 위장, 간장과 신장 등에서 처리해야 할 일이 많은 거죠. 또한, 육식에는 섬유질이 전혀 없어 대장에도 문제를 일으킵니다.

그런데 가장 잘못된 정보 중에 하나는 바로 동물성 단백질에 관한 것입니다. 우리는 단백질을 고기를 통해서만 섭취해야 한다고 잘못 알고 있죠. 육식을 하면 과도한 동물성 단백질을 섭취하게 됩니다. 따라서 동물성 단백질이 신체에 남아 부패하여 몸에 또 다시 독소를 생성하는 결과를 가져옵니다. 쌀, 두부, 된장, 콩제품, 브로콜리 등 채식만으로도 우리 몸에 필요한 단백질은 충분히 섭취할 수 있습니다.

둘째, 바른자세를 유지해야 합니다.

몸안의 모든 장부는 제자리에 있어야 하며 장부와 장부 사이에 공간적

여유가 있어야 합니다. 그런데 바르지 못한 자세로 인해 몸의 기본 골격이 틀어지게 되면 그로 인해 육장육부가 눌리거나 제 위치에 있지 않게 되므로써 에너지순환에 큰 문제를 가져옵니다. 그러므로 가장 중요한 자세의 기본은 선골이 바른 위치에 있게 함으로써 척주가 흐트러지지 않게 해주는 것입니다. 바로 이 부분에서 카이로 프라틱의 중요성이 대두됩니다.

셋째, 소식 즉 식사의 양을 많이 먹지 말아야 합니다.

음식은 몸에 에너지를 제공하기 위해서 먹습니다. 그런데 음식을 소화하는 과정에는 에너지가 필요합니다. 많은 양의 식사를 소화하는 데에는 많은 에너지가 필요하고 식사를 소화하는데 신체에 있는 모든 에너지를 다 사용하게 되면 에너지가 부족하게 되어 몸이 피곤하고 지치게 됩니다. 그래서 많은 양의 식사를 하게 되면 하품이 나오고 잠이 오게 되는 것입니다. 에너지를 얻기 위해 먹는 것인데 에너지를 얻기도 전에 에너지가 고갈되는 기이한 현상을 만드는 것이지요.

식사를 하면 음식물을 담은 위가 연동운동을 해야 하는데 과도한 음식양으로 인해 위운동이 원활하지 않게 됩니다. 세탁기 안에 빨래를 너무 가득 넣으면 너무 빡빡해서 세탁이 잘 안 되는 것과 같은 이치죠. 또한, 간장이 해독해야 할 양이 과도하면 그만큼 장부가 중노동을 하게 되므로 장부들이 지치게 되어 그 기능이 약해집니다.

넷째, 간식을 먹는 습관 또한 육장육부의 기능을 저하시킵니다.

아침, 점심, 저녁 식사 사이사이에 먹는 간식은 식사의 소화과정 동안 열심히 일하고 쉬고 있는 육장육부에게 또 다시 일을 하게 하여 쉴 틈을 주지 않게 됩니다. 육장육부도 생명을 가지고 있는 독립적인 유기체입니다. 육장육부가 건강해야 그들이 가지고 있는 기능을 원활하게 수행하고 그 결과 우리가 건강한 몸을 유지하게 됩니다.

다섯째, 폭식 또한 육장육부에게 치명적입니다.

제때 에너지 공급이 안 되어 배고파 지쳐있는 장부에게 한꺼번에 들이닥친 많은 양의 음식물 처리는 그야말로 재난 수준입니다. 줄어들어 있던 위가 갑자기 늘어나게 되어 아래로 처지고(위하수) 배고픔에 스트레스받던 세포는 또다시 언제 배고픔을 당할지 모르는 불신상태라 음식으로 얻게되는 에너지를 체내에 비축해 둡니다. 살찌는 지름길이죠.

여섯째, 야식은 육장육부를 밤새 쉬지 못하게 만듭니다.

먹는다는 것은 뒤이어 몸의 육장육부의 노동을 의미합니다. 야식 후 자는 동안 나는 편히 잠자고 있지만 내 몸 안의 육장육부는 낮에 일한 것도 모자라 또다시 이어지는 밤샘작업으로 인해 지칠 대로 지치게 됩니다. 그 결과 아침에 일어나면 상쾌한 기분이 아니라 몸이 무겁고 피로함을 느끼게 됩니다.

이러한 일상이 계속되면 아무리 건강한 장부라도 견디지 못할 것입니다. 당연히 장부는 약해지고 그 기능을 상실하므로 장부로부터 이어지는 경락이라는 에너지 도로에 에너지 순환이 원활하지 않으므로 온몸에 갖가지 증상이 생겨나고 통증이 유발되는 것입니다.

내 운명과 건강을 결정하는 주체는 바로 "나 자신"

"우주에는 절대적으로 정의로운 영원한 법칙이 존재하며 현재 다른 사람을 억압하는 사람은 미래에는 자신이 억압의 대상이 되어야 한다는 것을 기억하라. 이 논리는 예외없이 적용된다." **생각의 법칙 / 제임스 앨런**

많은 사람들이 자기 자신에게 해로운 선택을 수없이 하고 있습니다. 그 이유는 대부분 무지 때문이지요. 자신에게 이로운 선택을 한 것인데 알고 보니 결국 잘못된 선택을 하게 되는 경우가 많습니다.

문제는 선택의 이유가 무엇이든 결국 그것이 원인이 되어 결과가 결정된다는 것입니다. 이러한 원인과 결과의 법칙이 바로 세상의 법칙입니다. 따라서 인간은 자기의 운명을 스스로 결정하고 있고 우리는 그것을 업(Karma)이라고 부릅니다.

"이러한 완전한 법칙이 있기에 바른 이치에 따라 끝없이 공덕을 쌓은 이는 결실을 보아 인간완성에 이르게 되고, 그릇된 길을 간 사람은 고통 속에서 소멸하는 완전한 생명 질서가 나타나는 것입니다."라고 현자는 말하고 있습니다. 이러한 생명 질서는 인간의 몸에도 그대로 적용됩니다.

05 나이가 들어도 건강하게 살 수 있다

나이가 들면 늙고 병든다는 것을 당연하게 받아들이고 있지요. 세월이 흐를수록 생명력이 점점 소멸해 간다고 말할 수는 있어도 나이가 들었다는 자체만으로 누구나 병이 드는 것은 아닙니다. 나이 들면 많은 분들이 병들어 돌아가시니 그렇게 인식되는 것도 무리는 아닙니다만 "나이 듦 = 몸 아픔"의 등식이 자동으로 성립되는 것은 아닙니다.

자동차의 경우 자동차 관리하는 방법을 잘 배워서 때마다 점검, 수리 등 관리를 잘해주면 세월이 지나도 새 차처럼 유지됩니다. 몸도 마찬가지입니다. 건강하게 사는 "올바른 방법을 배우고 실천하여 점검과 수리를 잘해주면" 세월이 가도 아프지 않은 몸을 유지할 수 있습니다.

아프고 질병의 고통에서 헤어나지 못하는 여러 이유가 있지만, 그중 가장 큰 이유 중의 하나가 동물성 식품섭취라고 할 수 있습니다. 암 환자의 경우 회복을 위해서는 반드시 채식을 해야 합니다. 동물성 식품을 섭취하는 상태에서 "완전한 건강"을 유지할 수 없다고 감히 말씀드립니다. 식품에 대한 가장 큰 오해 중에 하나가 단백질을 동물성에만 흡수할 수 있다고 생각하는 것입니다. 식물에도 단백질이 충분히 많습니다.

앞부분에서 설명드린 바와 같이 건강한 몸을 유지하기 위한 가장 기본은 독소와 냉기 제거입니다. 그런데 아이러니컬하게도 동물성 식품

섭취는 매일 독소를 몸 안에 초대하고 있는 것입니다. 지금 당장은 아니더라도 독소가 몸 안에 쌓이고 쌓여 어느 순간 몸의 질병으로 다가옵니다.

육체적으로 건강한 삶은 각자가 이루고자 하는 목표와 꿈을 실현하는 데 필수요소입니다. 건강한 신체는 건강한 정신적 삶의 필수도구입니다. 신체건강을 위한 바른 지식의 선택과 바른 실천을 한다면 건강한 삶이라는 미래적 결과를 얻을 수 있을 것입니다.

06 차게 먹는 식습관으로 생기는 증상

질병을 부르는 생활습관 중 몸에 많은 피해를 주는 것이 바로 차게 먹는 습관입니다. 우리 몸은 36.5도 이지만 내부열은 훨씬 뜨겁습니다. 몸의 뜨거움은 오행(五行)중 화(火)의 기운이 있기 때문입니다. 따라서 몸은 뜨거운 온도를 유지해야 장부들이 제 기능을 합니다.

영하의 추운 겨울에 손발이 시렵고 몸을 움츠리게 되는 것처럼 몸 안에 냉기가 들면 장부 역시 시렵고 추워서 움츠리게 되어 제 기능을 못하게 됩니다. 몸을 차게 한다는 것은 신체 장부기능의 경직과 이로 인한 문제를 야기합니다. 찬 음식, 찬 음료, 아이스크림, 찬 과일 등은 몸을 차게하는 대표적인 생활습관입니다. 몸에 냉기가 차면 생겨나는 소극적 증상부터 적극적 증상에 이르기까지 몸의 증상은 참으로 다양합니다.

재채기와 **기침**은 몸 안에 찬기운이 들어가지 못하도록 막아주는 역할을 합니다. 찬 기운이 가볍게 침범하면 **맑은 콧물**이 나옵니다. 좀 더 진전하면 **노란 콧물**이 생깁니다. 호흡할 때 찬기운이 많이 들어오지 않게 할 목적으로 몸 스스로가 처방을 내린 것입니다. 호흡할 때 외부의 찬 공기가 폐로 들어가기 전에 부비강에서 찬 공기를 따뜻한 온도로 바꾸어 폐로 보내는 역할을 하므로 차게 먹는 식습관은 **비염**의 원인이 됩니다. 천식은 찬공기가 많이 유입되지 않도록 **기관지가 수축되**

는 증상입니다. 이로 인해 호흡곤란이 야기됩니다.

위의 내용은 그나마 소극적 처방입니다. 그러나 그럼에도 불구하고 몸 안의 냉기로 인해 계속 춥고 그 추위가 견딜 수 없을 때 몸은 스스로 살기 위한 자구책으로 몸에 열을 발생하게 하는 처방을 내립니다. 이것이 바로 **두드러기**와 **아토피**입니다.

따라서 가벼운 기침부터 아토피에 이르는 증상의 원인은 냉기입니다. 그런데 이게 다가 아닙니다. 식사 후, 위는 소화를 하기 위해 운동을 해야 하는데 몸이 차면 위 운동이 힘들어집니다. 소화는 시켜야겠고 너무 추워서 움직이기는 힘들고… 결국 **위경련**이 일어납니다. 이게 심해지면 **토사곽란**으로 이어집니다. 여름철에 잘 발생하는 **구안와사** 또한 냉기로 인해 얼굴의 좌우대칭이 틀어지는 현상입니다. 몸이 차면 몸밭에 씨를 뿌려도 자라지 않습니다. 즉 임신이 안됩니다(**불임**). 4월 따뜻한 온도가 될 때 파종을 해야 새싹을 틔우고 식물이 잘 자라는 이치와 같습니다.

그렇다면 몸의 냉기를 없앨 수 있는 가장 직접적이고 효과적인 방법이 무엇일까요? 영어에서 "뜨거운" 표현과 "매운" 표현은 hot이라는 공통 어를 사용합니다. 따뜻한 음식을 먹는 것은 기본이고 청양고추와 같은 매운 음식을 아주 많이 먹어야 합니다. 매운 음식은 폐의 냉기를 온기로 바꾸어 줍니다. 냉기로 인한 증상과 그것을 이겨내는 회복법은 폐장대장을 다룰 때 알아보겠습니다.

07 설탕섭취는 당뇨병의 원인이 아니다

당은 생명활동의 에너지원으로 신체에 반드시 필요한 물질입니다. 설탕과 같은 단당류는 당으로 즉각 인식되어 멀리하려고 하지만 분해된 이후에 당이 발생하는 다당류에 대해서는 그다지 인지를 하지 못하고 있죠. 여기에 모순이 있습니다. 설탕은 위험하다고 섭취를 거부하면서 식사는 많이 하고 간식을 먹게 된다면 식사와 간식에서 섭취되는 그 많은 당은 다 어떻게 되는 건가요? 아마도 설탕을 멀리하는 의미가 없을 것입니다.

일반적으로 설탕 섭취가 당뇨병의 주된 원인으로 알고 있는데, 이것은 사실일까요? 단적으로 말하자면 "아니다"라고 말할 수 있습니다. 그렇다면 당뇨병은 왜 생길까요? 답은 간단합니다. 많이 먹어서 생기는 증상입니다. 정제되지 않은 음식으로 소식하거나 육곡생식을 먹으면 당 수치는 쉽게 조절됩니다.

많이 먹으면 왜 당뇨병이 될까요? 예를 들어 탄수화물이 많은 곡류의 음식은 분해되면 당이 됩니다. 너무 많이 먹으면 체내에 당이 많아질 수 밖에 없습니다. 더구나 거친 자연의 음식이 아닌 정제된 쌀, 정제 설탕, 정제밀가루 등과 같은 부드러운 식품은 당을 급속하게 생성합니다. 이로 인해 췌장에서 인슐린이 과다분비되고 과다한 인슐린이 당을 과다조절하므로 저혈당의 원인이 되기도 합니다. 이러한 식습관이 반복되면 당뇨병 발생은 물론 췌장이 과로사(?)할 수 있습니다.

신체의 에너지원으로 설탕은 반드시 필요합니다만 좋은 설탕을 골라 섭취하는 지혜가 필요합니다. 미네랄이 듬뿍 들어 있는 쿠바산 또는 브라질산 유기농 케인슈가는 비장위장췌장을 건강하게 하는데 절대적으로 기여합니다.

각종 잼, 매실엑기스, 각종 효소, 초절임 등도 유기농 케인슈가를 사용했는지 정제 및 표백한 백설탕을 사용했는지에 따라 그 품질이 좌우됩니다. 식품원재료가 유기농 여부를 선별하는 것 보다 어떤 설탕, 소금, 기름, 고추가루 등의 양념을 사용했느냐가 더 중요하지 않을까 생각합니다.

08 건강한 생활습관

건강하게 사는 생활습관은 정말 쉽습니다. 건강한 생활습관에 대한 "바른 정보"를 "균형있게 알고" "실천"하면 되는 것입니다. 하지만 바른 정보를 둘러싼 왜곡된 정보 때문에 바른 정보를 인식하기가 쉽지 않고 바른 정보를 알게 되었다고 해도 일부가 아닌 전체의 관점에서 깊은 이해를 동반해야만 실천이 나옵니다. 만약 실천이 뒤따르지 않거나 작심삼일로 끝난다면 그것은 앎의 깊이가 깊지 않다는 것을 의미합니다.

우리가 무엇을 먹고 싶다는 것은 몸 스스로가 필요한 맛을 끌어당기기 때문입니다. 그것은 곧 내 몸 안의 오행물질이 불균형하다는 것을 의미하죠. 오행물질이 충분히 채워진다면 우리 몸은 먹고 싶어하는 음식이 없게 되고 이런 상태가 되어야 비로소 식탐이 없어집니다.

많은 사람들이 다이어트를 한다며 음식을 먹지 않습니다. 하지만 먹고 싶은데 억지로 참는 것은 오래가지 못하고 결국 폭식, 간식, 야식 등의 습관으로 이어집니다. 질병으로 가는 이러한 식습관은 우리의 의지에 따라 바꿀 수 있습니다.

앞서 말씀 드린 질병을 부르는 생활습관 대신 건강하게 사는 생활습관을 선택하고 행동하면 몸 안의 환경이 바뀌게 되어 곧 건강한 몸이 될 수 있습니다.

건강하게 사는 생활습관을 정리해보면 다음과 같습니다.

첫째, 채식으로 먹습니다.

둘째, 좋은 소금을 많이 먹습니다.

셋째, 음식을 따뜻하게 먹습니다.

넷째, 소식을 하되 식사 외에 간식, 야식 등을 먹지 않습니다.

다섯째, 육장육부를 건강하게 해주는 맛의 식품인 신맛, 쓴맛, 단맛, 매운 맛, 짠맛, 떫은맛의 식품을 골고루 먹습니다.
이것이 진정한 의미의 균형 있는 식사입니다. 이 부분이 건강하게 사는 법의 가장 핵심이므로 이후에 별도로 상세히 다루겠습니다.

여섯째, 운동을 합니다.
운동이 중요하기는 하지만 올바른 식습관을 유지한 후에라야 그 의미가 있습니다. 바람직하지 않은 식습관을 유지한 채 운동만 하면 효과가 없습니다.

마지막으로 명상을 통해 몸의 에너지를 고요한 자장으로 바꾸어 줍니다.
몸의 에너지 진동이 고요한 자장으로 바뀌면 삶이 평화로워집니다. 쉽게 동요되는 삶과 평상심을 유지하며 사는 삶의 차이가 바로 이 진동 때문입니다.

제2장
우리몸 진단하기

우리는 왜 늘 피곤하고 아픈지,
황제내경을 통해 진단하고 알아봅니다.

02

01 황제내경과 오행원리

앞장에서 육미식품을 언급했습니다만 육미의 역할을 구체적으로 설명하기 전에 육미의 근간이 되는 황제내경과 오행의 원리를 먼저 알 필요가 있습니다.

"황제내경"은 동양의 가장 오래된 고전의학서로 오행의 원리에 근거하여 증상의 원인을 설명하고 있으며 "내경"(동의보감 참조)이라고도 합니다. 황제내경은 소문과 영추편으로 나뉘며 〈소문〉편에서는 음식으로 〈영추〉편에서는 침으로 치유하는 내용을 싣고 있습니다.

"아프지 않게 사는 법"의 근간을 이루는 원리는 황제내경 소문편에 의한 것이며 원리적인 설명뿐만이 아니라 실제 임상을 통해서 확인된 자연의학 정보를 정보를 나누고자 합니다.

황제내경에서 설명하고 있는 사람의 몸과 관련된 오행의 원리는 몸 뿐만 아니라 유교의 사상적 배경이 정치와 학문의 근간이 되고 있는 조선시대 건축 등에도 적용되고 있습니다. 오행의 목화토금수는 우주를 구성하는 5원소 바람, 불, 흙, 금속, 물을 의미합니다. 몸의 장부에서 목기운은 간장(음)담낭(양)이고 화기운은 심장(음)소장(양), 토기운은 비장(음)위장(양), 금기운은 폐장(음)대장(양), 수기운은 신장(음)방광(양)입니다.

얼굴에서 눈은 간장담낭이, 혀는 심장소장이, 입은 비장위장이, 코는 폐장대장이, 귀는 신장방광이 지배합니다. 눈이 시리고 결막 등의 증상은 간장담낭에, 혀가 갈라지고 아픈 것은 심장소장에, 입술이 트고 갈라지고 입안이 허는 것은 비장위장에, 코의 알러지 · 비염 등은 폐장대장에, 귀에 이명, 습진, 이석증 등이 생기는 것은 신장방광에 원인이 있습니다.

또한 간장담낭은 바람에, 심장소장은 더위에, 비위장은 습기에, 폐장대장은 건조할 때, 신장방광은 추위에 약해집니다.

분노는 간장담낭을, 기쁨은 심장소장을, 많은 생각은 비장위장을, 근심과 슬픔은 폐장대장을, 두려움은 신장방광을 약하게 합니다.

간장담낭이 약하면 얼굴에 청기가 돌고, 심장소장이 약하면 붉은색 얼굴이, 비장위장이 약하면 황색얼굴이, 폐장대장이 약하면 하얀얼굴이, 신장방광이 약하면 검은얼굴이 됩니다.

간장담낭이 나쁘면 몸에서 쉰내가 나고 심장소장이 나쁘면 탄내가 나며 비장위장이 나쁘면 향내나 군둥내가, 폐장대장이 나쁘면 비린내가, 신장방광이 나쁘면 썩은내 지린내가 납니다.

약해진 오행의 장부를 건강하게 하기 위해서는 간장담낭은 신맛을, 심장소장은 쓴맛을, 비장위장은 단맛을, 폐장대장은 매운맛을, 신장방광은 짠맛의 음식을 먹으면 됩니다.

다섯가지 맛을 대표하는 곡물로 팥은 신맛, 수수는 쓴맛, 기장은 단맛, 현미는 매운맛, 쥐눈이콩(서목태)은 짠맛에 해당합니다. 과일로는 신맛은 딸기, 감귤 등 실제 신맛을 지닌 과일이고 쓴맛은 자몽, 단맛은 단 과일, 매운맛의 과일은 복숭아와 배가, 짠맛 과일은 수박이 유일합니다.

이러한 설명을 다음과 같은 표로 정리합니다.

우주운행 원리와 자연질서의 기본 틀 오행체계

오행(五行)	목(木)	화(火)	토(土)	금(金)	수(水)	상화(相火)
장부(五臟)	간장담낭	심장소장	비장위장	폐장대장	신장방광	심포삼초
맛(五味)	신맛	쓴맛	단맛	매운맛	짠맛	떫은맛
곡물(五穀)	팥	수수	기장	현미	쥐눈이콩	황옥수수
과일	포도, 딸기, 감귤	자몽	참외	복숭아 배	수박	토마토, 덜익은 바나나
얼굴부위	눈	혀	입	코	귀	
자연(五氣)	바람	더위	습기	건조	추위	
냄새	신내	탄내 화근내	향내 군둥내	비린내 매운내	썩은내 짠내 지린내	
감정	분노	기쁨	생각	근심(슬픔)	두려움(공포)	
색상(五色)	파랑(靑)	빨강(赤)	황색(黃)	하양(白)	검정(黑)	
방위(五方)	동(東)	남(南)	중앙(中央)	서(西)	북(北)	
소리(五音)	각(角): 미	치(緻): 솔	궁(宮): 도	상(商): 레	우(羽): 라	
서울사대문	흥인지문	숭례문	보신각	돈의문	숙정문	
경복궁	건춘문	흥례문	근정문	영추문	신무문(현무)	
오상(五常)	인(仁)	예(禮)	신(信)	의(義)	지(智)	
계절(節氣)	봄(春)	여름(夏)	늦여름(季夏)	가을(秋)	겨울(冬)	
한글	ㄱㅋㄲ	ㄴㄷㅌㄸ	ㅁㅂㅍㅃ	ㅅㅈㅊㅆㅉ	ㅇㅎ	
발음(五聲)	아(牙)	설(舌)	순(脣)	치(齒)	후(喉)	

채식에 대한 불편한 진실

일상생활에서 인지하지 못하는 채식의 이로움에 대해 생각해 봅시다.
다음은 채식의 이로움에 대한 정보를 수집한 내용입니다.

첫째, 채식을 해도 영양이 부족하지 않습니다. 오히려 건강해집니다.
미국의 외과 전문의 밀러 박사(Dr. Miller)는 병원 내의 모든 환자와
직원들까지도 채식을 하도록 권유하며 다음과 같이 말했습니다.
"우리의 건강은 음식을 통해 유지할 수 있습니다. 식물의 영양은 육류
보다 더 직접적입니다. 사람들은 동물을 먹지만 그 동물의 영양공급
원은 식물입니다. 거의 모든 동물은 수명이 짧고 사람이 가진 대부분
의 질병을 가지고 있습니다. 사실 인간의 발병 원인은 병든 동물을 먹
어서 생겼을 가능성이 매우 큽니다. 그렇다면 사람들은 식물에서 직접
영양을 섭취해야 하지 않겠습니까? 곡류, 콩, 채소, 과일만 먹어도 건
강을 유지하는데 필요한 모든 영양분을 얻을 수 있습니다."

밀에는 칼로리의 17%에 해당하는 단백질이 있고 브로콜리에는 45%,
쌀에는 8%의 단백질이 있습니다. 그러므로 육식을 하지 않아도 쉽게
충분한 단백질을 섭취할 수 있습니다.

둘째, 채식을 하면 생태계와 환경이 보호됩니다.

육류를 얻기 위해 동물을 사육하면 그에 따라 열대우림 파괴, 지구 온난화, 수질오염, 물 부족 현상,사막화, 에너지 자원의 오용, 세계적인 기아 등과 같은 결과가 초래됩니다. 땅, 물, 에너지, 인력을 동원해 육류를 생산하는 것은 결코 지구 자원을 효율적으로 활용하는 방법이 아닙니다.

셋째, 채식을 하면 세계의 굶주림 문제가 해결됩니다.

지구의 10억 인구가 굶주림과 영양실조로 고통받고 있습니다.
매년 4,000만명이 넘는 사람들이 굶어 죽고 있으며 그 대부분은 어린이들입니다.상황이 이런데도 전세계 곡물 수확량의 1/3이상이 사람들에게 공급되지 않고 가축사료로 쓰이고 있습니다. 만일 이 곡물을 가축사료로 쓰지 않고 사람들에게 공급한다면 아무도 굶주리지 않을 것입니다.

넷째, 채식을 하면 동물이 고통받지 않습니다.

서양에서는 거의 많은 동물들이 '공장식 사육장'에서 사육되고 있습니다. 이런 시설은 가장 적은 경비로 가장 많은 동물을 사육하도록 고안된 것입니다. 동물들은 비좁은 축사에서 제 모습을 잃은 채 오직 사료를 살코기로 바꾸는 기계처럼 취급받고 있습니다. 우리는 사회의 지원 속에 일상적으로 고기먹는 습관을 기르며 우리가 먹는 동물이 어떤 일을 겪는지 전혀 알지 못하고 있습니다.

다섯째, 채식을 하면 영적으로 이롭습니다.

채식이 영적인 측면에서 주는 이로움은 매우 깨끗하고 비폭력적이라는 점입니다. 정말 마음이 착하고 자비롭다면 어떻게 다른 중생의 살을 먹을 수 있겠습니까? 그 생명이 그렇게 고통받는 것을 보면 그 고기를 도저히 먹지 못해야 마땅합니다. 동물은 도살될 때 두려움과 원한을 느끼게 되고 이 때문에 생겨난 유독한 물질이 육질 속에 그대로 남게 되어 먹는 사람에게 해가 됩니다. 또한 동물의 진동은 인간에 비해 낮기 때문에 그것이 우리 진동에 영향을 미쳐 지혜의 발달에 해를 줍니다.

02 건강의 핵심 에너지(기)순환

몸 에는 에너지(氣)가 순환되는 도로망이 있습니다. 경맥과 낙맥으로 이루어진 경락이 바로 에너지도로입니다. 몸의 여섯 장부 각각 다음과 같이 음양으로 이루어져 있습니다.

간장담낭에서 간장은 음, 담낭은 양

심장소장에서 심장은 음, 소장은 양

비장위장에서 비장은 음, 위장은 양

폐장대장에서 폐장은 음, 대장은 양

신장방광에서 신장은 음, 방광은 양

심포삼초에서 심포는 음, 삼초는 양

이렇게 여섯 장부는 6 × 음양 2 = 12경락으로 이루어져 있습니다.

기경 8맥과 12경락을 통한 에너지순환은 육장육부의 건강상태와 직결됩니다. 육장육부가 충분히 건강할 경우 육장육부로 이어지는 경락을 따라 에너지가 힘차게 소통됩니다. 반대로 육장육부가 약할 경우 경락도로를 따라 흐르는 에너지가 막히는 구간이 생기고 에너지가 막히면 막힌 곳이 딱딱하게 굳어져서(경화) 통증이 생기게 됩니다. 이렇게 생긴 통증을 우리는 "증상" 또는 "질병"이라고 부릅니다. 그렇다면 막힌에너지가 뚫어지는 순간 에너지가 다시 순환되고 증상은 저절로 없어지겠지요.

에너지 순환이 문제가 되는 것은 비록 몸뿐 만이 아닙니다. 에너지 순환 또는 에너지 소통이 안 되면 인간 관계를 포함한 자연의 법칙에도 문제가 생깁니다. 이를 해결하기 위해 인간 관계에서는 긍정적인 사람의 대화를 통해 자연에서는 재난을 통해 정화작용이 일어납니다. 몸의 증상 또한 몸에서 일어난 재난이라고 할 수 있고 정화작용은 회복을 위한 필수요소가 됩니다.

몸에 에너지순환만 잘 된다면 나이가 많아도 아프지 않을 수 있습니다. 따라서 에너지 순환의 컨트롤타워인 "육장육부를 건강하게 하는 것이 몸 관리의 가장 필수핵심"이라고 할 수 있습니다. 육장육부를 건강하게 하는 가장 본질적이고 빠른 방법은 육장육부 각각의 장부를 건강하게 하는 여섯 가지 맛의 식품을 식사 때마다 골고루 섭취하는 것입니다.

03 에너지 도로 "경락"

경락의 흐름을 알면 우리 몸의 증상을 이해하는 데에 도움이 됩니다. 경락이 어느 지점에서 시작해서 어디로 흘러 어디에서 끝나는지 대충 흐름만 알아두십시오. 자신과 주변사람들이 어딘가의 통증을 호소할 때 그 부위가 어디인지는 경락지도인 바디맵을 보면 됩니다. 그렇게 보다보면 저절로 외워지죠.

황제내경과 오행원리에서 오행체계표(p.30) 색상을 봐주세요. 오행 컬러는 아래와 같이 연결됩니다.

목(木) – 간장담낭 – 파랑
화(火) – 심장소장 – 빨강
토(土) – 비장위장 – 노랑
금(金) – 폐장대장 – 하양
수(水) – 신장방광 – 검정
상화(相火) – 심포삼초 – 빨강

각 장부의 컬러로 경락지도를 표시했습니다. 바디맵에서 각 컬러에 해당하는 경락지도를 하나씩 보겠습니다.

파란색 라인의 간장담낭 경락 *괄호는 간장담낭의 문제로 실제 발생되는 증상이름임
관자놀이(편두통)에서 어깨(어깨통증)를 지나 늑막(늑막염)으로 이어지다 고관절(고관절통증)과 사타구니(사타구니 통증)로 흐르다가 간장경락은 엄지발가락에서 담낭경락은 넷째발가락에서 끝납니다.

빨간색 라인의 심장소장 경락

얼굴 전체(안면홍조)를 감싸고 있고 팔꿈치(테니스앨보)를 지나 심장경락은 새끼손가락 안쪽으로 소장경락은 새끼손가락 바깥쪽으로 이어집니다.

노란색 라인의 비장위장 경락

눈 밑(눈주위 경련)에서 시작되어 유방(유방암)과 허벅지(허벅지 통증)와 무릎(관절염)을 지나 비장경락은 엄지발가락으로 위장경락은 둘째 발가락으로 이어집니다.

하얀색 라인의 폐장대장 경락

코(비염, 재채기, 축농증)를 지나 팔과 손목(손목통증)을 통과하여 폐장경락은 엄지손가락으로 대장경락은 검지손가락으로 이어집니다. 폐장대장으로 인해 발생하는 증상들은 냉기부분에서 크게 다루어집니다.

검정색 라인의 신장방광 경락

양미간에서 시작하여 머리정수리(속알머리 빠짐, 정수리 두통), 뒷골(후두통, 뒷골 땡기는 신장성 고혈압), 등(등 통증, 등 결림)과 허리를 지나 오금(오금 통증)과 종아리(종아리 통증)와 발목(발목 통증)으로 이어져 새끼발가락(새끼발톱 뭉그러짐)에서 신장경락이 끝나고 뒷꿈치에서 방광경락이 끝납니다.

빨간색 라인의 심포삼초 경락

겨드랑이 임파선(유방결절)을 지나 가운데 손가락에서 심포경락이 끝나고 어깨(오십견)를 지나 넷째 손가락에서 삼포경락이 끝납니다.

경락
지도

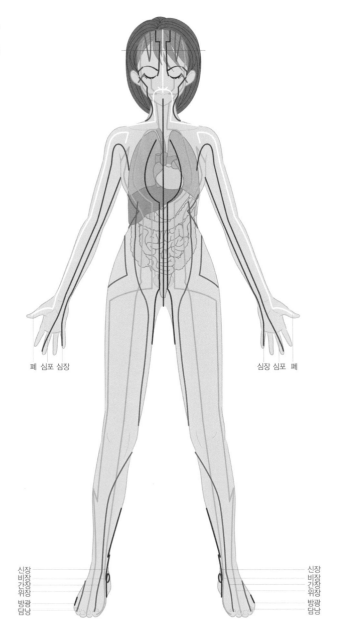

폐 심포 심장   심장 심포 폐

신장
비장
간장
위장
방광
담낭

신장
비장
간장
위장
방광
담낭

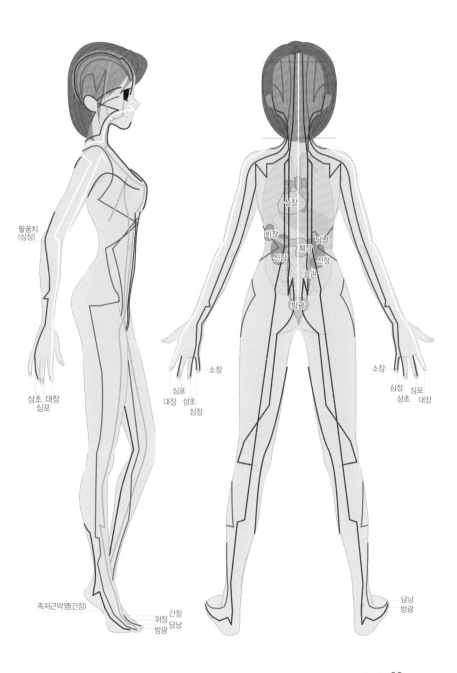

팔꿈치
(심장)

족저근막염(간장)

삼초 대장
심포

삼초 대장
심포

심포
대장 삼초
심장

소장

심장

비장

췌장 담낭

신장 신장

요관

방광

소장

심장 심포
삼초 대장

간장
위장 담낭
방광

담낭
방광

04 증상의 원인은 육장육부

증상의 원인은 "육장육부" 즉, 몸 안의 여섯 장부에 있습니다. 육장육부의 건강상태에 의해 증상이 생기기도 하고 없어지기도 합니다. 즉, 증상의 근원이 여섯 장부에 있다는 의미입니다. 상식적으로 생각해 볼 때 어떤 증상이든 그 증상을 발생시킨 원인을 찾아 문제를 해결해 주어야 증상이 사리지지 않을까요?

눈이 아프면 눈 증상의 원인이 되는 간장을 회복해야 눈의 증상이 없어지고 귀가 아프면 귀 증상의 원인이 되는 신장을 회복해야 귀의 증상이 없어지며 피부에 생긴 문제는 원인이 되는 폐장을 회복해야 피부 증상이 없어집니다.

그런데 우리는 눈이 아프면 안과를 가고 귀가 아프면 이비인후과를 가고 피부문제는 피부과를 갑니다. 그렇지만 근본적인 문제 해결은 되지 않고 있습니다. 그렇다면 이 시점에서 여섯장부 각각의 상태가 약해졌을 때 발생하는 문제점과 그 문제점을 어떻게 해결할 수 있는가를 살펴봐야 합니다.

Tip 보건소 활용 팁!

몸의 이상유무를 측정하는 기초검사가 피와 소변검사입니다. 종합병원에서 이 기초검사를 받으면 병원마다 금액이 다르기는 하지만 많게는 15만원까지 비용을 지불해야 합니다.

그런데 강남구 보건소의 경우 동일한 기초검사가 4,950원입니다. 다른 지역도 유사하지 않을까 싶습니다. 신생아를 위한 각종 예방접종도 대부분이 무료이거나 5천원 미만으로 아주 저렴하니 가까운 보건소를 이용하면 가계 경제에 적잖은 도움이 될 것입니다.

(2015년 6월 기준)

05 육장육부를 건강하게 만드는 원천은 음식

질병의 증상을 회복하기 위한 대표적인 방법으로 수술, 약, 침, 뜸, 카이로프라틱, 운동, 식품 등이 있습니다. 몸의 증상은 에너지가 막혀서 생기는 것입니다. 막힌 경락에 에너지가 다시 흐르면 통증은 저절로 없어진다고 앞서 설명을 드렸었지요.

수술은 에너지를 완전히 절단하는 행위입니다. 게다가 증상부위를 도려낸다고 해도 원인은 그대로 남아 있기 때문에 동일한 증상이 같은 곳 또는 다른 곳에 다시 나타날 수 있습니다. 그러니 수술은 증상의 근원을 없앨 수 있는 방법이 되지 못합니다.

몸 스스로 고군분투해야 할 역할을 약이 대신 함으로써 몸의 기능은 점점 더 퇴화됩니다. 대표적인 사례가 고혈압약과 신장투석입니다. 신장투석은 약을 먹는 것은 아니지만 약의 역할과 원리는 같습니다. 신장이 해야 할 일을 투석이라는 인위적인 방법이 대신 해줌으로서 신장 기능을 더욱더 퇴화시켜 자생능력을 상실하게 합니다. 또한 화학성분으로 만든 약의 경우 몸의 회복을 위해 정화되어져야 할 물질이 더욱더 쌓여지게 됩니다.

침이나 뜸은 증상부위의 막힌 에너지를 뚫어주는데 탁월한 역할을 합니다. 그러나 증상부위에 막혔던 에너지가 다시 흘러 통증이 사라진다 해도 어디까지나 증상부위의 막힌 에너지가 뚫린 것일 뿐 증상의 원인인 육장육부에 영향을 미치지는 못합니다. 그러므로 원인이 해결 되지 않았기 때문에 다시 재발할 수 있는 여지가 남게 됩니다.

카이로 프라틱 역시 통증이 있는 증상부위의 경락을 맛사지해 줌으로써 증상부위에 에너지를 흐르게 하고 경직된 부위를 유연하게 만들 수는 있으나 육장육부에 직접적인 영양을 공급해 줄 수는 없는 일입니다. 그러나 뼈의 위치가 바르지 못해 발생하는 증상(척추층만증, 척추 디스크 등)들을 바로 잡는데는 카이로 프라틱이 필요합니다.

운동은 건강관리의 보조적인 수단일 뿐입니다. 바른 식습관을 겸하지 않는 운동은 그다지 효과가 없습니다.

그러므로 육장육부를 건강하게 하기 위해 직접적인 영양을 주는 것은 음식 밖에 없습니다. 먹거리의 중요성이 바로 이 때문입니다. 증상의 근원이 육장육부이고 그 육장육부를 건강하게 하는 것이 음식이라면 증상을 회복하는 근원적인 방법은 역시 음식이라는 결론에 다다르게 됩니다. 그래서 나온 말이 "약식동원[1]"입니다. 우리 밥상에 올려진 모든 식품들은 육장육부를 건강하게 하는 역할의 맛으로 구별됩니다. 혀의 감각은 그 맛을 구별하기 위해 존재하는 것이죠.

---

1) **약식동원[藥食同源]** : 약과 음식은 그 근원이 같다. 좋은 음식은 약과 같은 효능을 낸다는 말이다.

06 식품의 본질적 역할가치와 의미

식품은 우리 몸에 에너지를 만들어 주고 육장육부를 건강하게 하여 몸의 경락도로를 따라 에너지가 잘 순환되도록 해주는 것에 그 본질적 역할의 가치가 있습니다.

식품은 육류, 곡류, 채소류, 과일류 등이 있는데 각자 종류마다 그 식품이 지니는 힘이 다릅니다. 육류는 산성이고 섬유질이 없는데다가 지나친 동물성 단백질 때문에 몸에 많은 질병을 가져다 줍니다. 고기를 먹으면 든든하다라는 느낌은 소화하는데 시간이 오래 걸리기 때문에 그렇게 느껴질 뿐입니다. 소화하는데 많은 장기들이 오랜 시간 동안 일을 하기 때문에 오히려 몸을 피곤하게 할 뿐이죠. 특히 장기가 손상되어 있는 암환자들이 치유되기 위해서는 기본으로 채식을 해서 동물성 단백질을 막아 독성을 차단해야 합니다.

채식을 구성하는 곡류, 채소, 과일 중에 어떤 것이 가장 강력한 에너지를 가지고 있을까요? 바로 곡류입니다. 곡식은 생명의 DNA 인자를 품고(배아:germ) 있기 때문이죠.

다이어트한다고 채소와 과일만 먹는다면 배가 허해서 오래 견디지 못합니다. 곡류는 채소 과일과는 힘의 정도가 다릅니다. 흔히 밥심이라고 하죠. 식사할 때 곡류를 조금이라도 섭취해야만 속이 안정되고 그 기운이 오래갑니다.

곡식에는 많은 종류가 있지만 그 곡식들을 구분해 보면 결국 육장육부를 건강하게 해주는 여섯 가지 맛으로 구분됩니다.

여섯 가지 맛 중에서 가장 대표적인 곡물은 다음과 같습니다.

목기운의 간장담낭을 건강하게 하는 신맛의 대표 곡식 "검푸른 팥"

화기운의 심장소장을 건강하게 하는 쓴맛의 대표 곡식 "수수"

토기운의 비위장을 건강하게 하는 단맛의 대표 곡식 "기장"

금기운의 폐장대장을 건강하게 하는 매운맛의 대표 곡식 "현미"

수기운의 신장방광을 건강하게 하는 짠맛의 대표 곡식 "쥐눈이콩"

상화기운의 심포삼초를 건강하게 하는 대표 곡식 "황옥수수생가루"

위의 여섯 가지 생곡식으로 만든 것을 육곡생식이라고 하며 이 육곡생식이 몸 건강을 회복하는데 가장 확실하고 효과 있는 진정한 의미의 생식입니다.

07 여섯 가지 맛(육미)의 의미와 분류

모 든 식품은 육장육부를 건강하게 만드는 여섯 가지로 분류됩니다. 신맛, 쓴맛, 단맛, 매운맛, 짠맛, 떫은맛으로 대별되는 육미의 존재이유는 육장육부 각각에 해당하는 식품을 맛으로 구별하고 균형있는 맛의 섭취를 통해 육장육부의 기운을 북돋아 육장육부에서 출발하는 경락에너지 도로에 에너지를 원활하게 순환시키는 역할을 하기 때문입니다.

따라서 육장육부를 건강하게 해주는 여섯 가지 맛의 식품을 골고루 먹어야 몸의 균형이 이루어지고 몸 안의 에너지도로를 따라 에너지(기) 순환이 잘 되어 건강한 삶이라는 축복을 누릴 수 있게 됩니다.

평상시 밥상에 자주 등장하는 육장육부를 위한 식품구분은 아래와 같습니다.

간장담낭을 건강하게 하는 신맛, 고소한 맛, 누린내 맛 식품

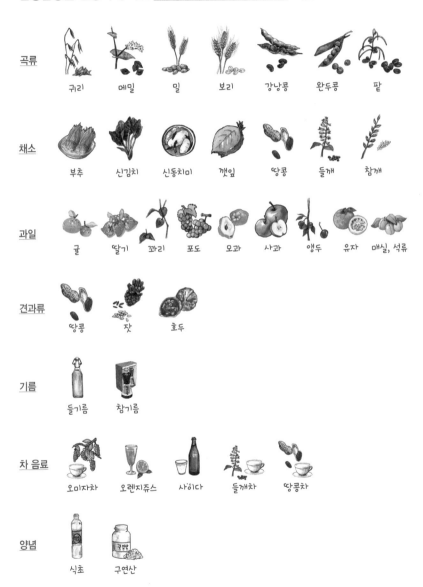

곡류 귀리 메밀 밀 보리 강낭콩 완두콩 팥

채소 부추 신김치 신동치미 깻잎 땅콩 들깨 참깨

과일 귤 딸기 꽈리 포도 오과 사과 앵두 유자 매실, 석류

견과류 땅콩 잣 호두

기름 들기름 참기름

차 음료 오미자차 오렌지쥬스 사이다 들깨차 땅콩차

양념 식초 구연산

심장을 건강하게 하는 쓴맛, 화근내 맛, 불내 맛 식품

곡류

수수

채소

풋고추　근대　냉이　상추　쑥갓　쑥　샐러리

씀바귀　고들빼기　취나물　영지　익모초

과일　　　　　　　　　　　**견과류**

살구　자몽　　　　　　　　　은행　해바라기씨

기름　　　　　　　　　　　**양념**

면실유　　　　　　　　　　　짜장

차 음료

홍차　작설차　커피　영지차　쑥차

환　　　　　　　　　　　**과자**

인진쑥환　　　　　　　　　　다크 초콜렛

비장위장을 건강하게 하는 단맛(토) , 군둥내, 향긋한 맛 식품

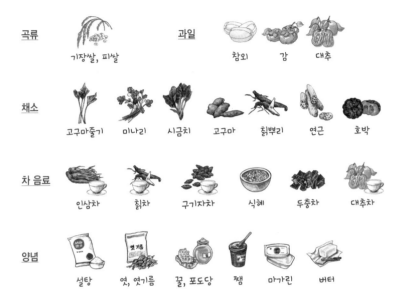

곡류 기장쌀, 피쌀

과일 참외　감　대추

채소 고구마줄기　미나리　시금치　고구마　칡뿌리　연근　호박

차 음료 인삼차　칡차　구기자차　식혜　두충차　대추차

양념 설탕　엿, 엿기름　꿀, 포도당　쨈　마가린　버터

폐대장을 건강하게 하는 매운맛, 화한맛, 비린내맛 식품

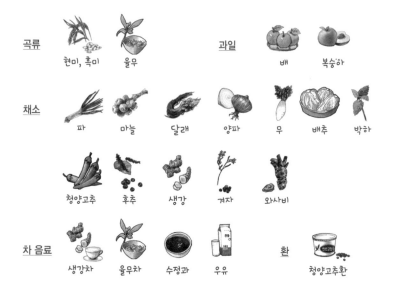

곡류 현미, 흑미 율무

과일 배 복숭아

채소 파 마늘 달래 양파 우 배추 박하

청양고추 후추 생강 겨자 와사비

차 음료 생강차 율무차 수정과 우유 **환** 청양고추환

신장방광을 건강하게 하는 짠맛, 꼬랑내맛, 지린맛 식품

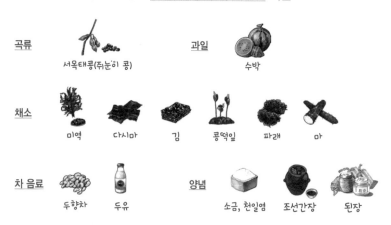

곡류 서목태콩(쥐눈이 콩) **과일** 수박

채소 미역 다시마 김 콩떡잎 파래 마

차 음료 두향차 두유 **양념** 소금, 천일염 조선간장 된장

심포삼초를 건강하게 하는 떫은 맛, 담백한 맛, 생내 맛 식품

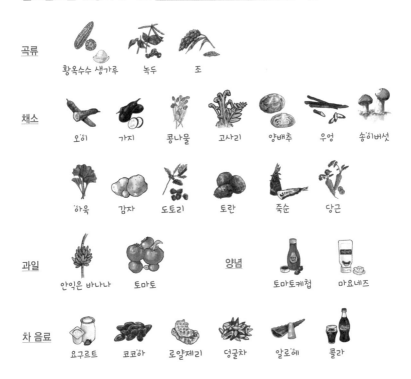

곡류
황옥수수 생가루 　 녹두 　 조

채소
오이 　 가지 　 콩나물 　 고사리 　 양배추 　 우엉 　 송이버섯

아욱 　 감자 　 도토리 　 토란 　 죽순 　 당근

과일
안익은 바나나 　 토마토

양념
토마토케첩 　 마요네즈

차 음료
요구르트 　 코코아 　 로얄제리 　 덩굴차 　 알로에 　 콜라

08 불안의 꽃 앙스트블뤼테

"환경이 열악해져서 생명이 위태로워지면
전나무는 그 어느 때 보다도 화려하고 풍성한 꽃을 피워낸다.
이것을 일컫는 생물학 용어 앙스트블뤼테(Angstblute)

죽음의 불안을 느끼는 가장 어려운 시기에
생애 최고의 절정을 만들어내는 역발상적이고 대담한 창조행위

죽음에 직면하는 순간 온 힘을 다해
생명에너지를 뿜어내어 죽음의 운명과 정면승부
이런 전나무와 같이 역사를 바꾼 사람들의 삶 속에는
앙스트블뤼테의 힘이 있다."

- SERICEO 삼매경중 불안의 꽃 앙스트블뤼테에서 발췌 -

세 상에 존재하는 이치는 어느 한가지에만 적용되는 것이 아니라
만물에 적용되는 법입니다. SERICEO 삼매경에서 앙스트블뤼
테를 접하면서 "아!! 앙스트블뤼테는 우리 몸에서 나타나는 현상과도
같구나"라는 생각을 했습니다.

의학용어에 "항진"이라는 말이 있습니다. 지나치게 넘쳐서 병리적으
로 더욱더 나빠진 것을 의미합니다. 처음에는 부족해서 나빠지던 병의

상태가 이제는 과도하게 넘쳐서 나빠지는 것입니다. 그러면 부족하던 것이 왜 지나치게 넘치게 될까요? 바로 "죽음에 직면하는 순간 온 힘을 다해 생명에너지를 뿜어내어 죽음의 운명과 정면승부"의 원리때문입니다. 죽을 것 같이 힘든 몸이 스스로 살기 위한 자구책으로 마지막 생명력을 뿜어내는 것입니다.

이런 원리로 발생되는 증상이 "허열", "두드러기", "아토피" 등입니다. 몸(내경)이 너무나 춥다보니 견디다못해 몸 스스로가 살기 위해 생명의 열꽃을 피우는 것이죠.

올바른 식습관과 생활방식이 내 몸과 내가 사는 길입니다. 세포와 장부를 보호해 주세요. 그들이 죽으면 결국은 내가 죽게 되니까요.

제3장

우리몸
자연으로
회복하기

우리가 늘 활기차고 건강하게
지낼 수 있는 방법을
실질적으로 제시합니다.

03

01 밥상 위의 여섯 가지 맛

우리는 매일 먹는 밥상의 음식으로 몸 안에 에너지를 공급합니다. 황제내경에서는 여섯 가지 장부를 건강하게 만들어 주는 식품의 종류를 아래와 같은 여섯 가지 맛으로 구분합니다.

목(木)의 기운인 간장담낭을 건강하게 만들어 주는 식품은 신맛

화(火)의 기운인 심장소장을 건강하게 만들어 주는 식품은 쓴맛

토(土)의 기운인 비장위장을 건강하게 만들어 주는 식품은 단맛

금(金)의 기운인 폐장대장을 건강하게 만들어 주는 식품은 매운맛

수(水)의 기운인 신장방광을 건강하게 만들어 주는 식품은 짠맛

상화(相火)의 기운인 심포삼초를 건강하게 만들어 주는 식품은 떫은맛

맛을 기준으로 여섯 장부를 건강하게 하는 식품을 구분하는 방법은 황제내경에서 배울 수 있는 최상의 진리입니다. 오늘날 현대인들에게 나타나는 증상의 원인은 여섯 가지 장부 중의 하나에 속합니다. 증상이 생겼을 때 원인이 되는 장부를 위한 맛의 섭취를 통해 스스로 임상을 해본다면 각자의 경험이 담겨 있는 의학지식이 될 수 있습니다.

황제내경에 의하면 얼굴의 각 부위는 육장육부에 의해 아래와 같이 연결됩니다. 간장담낭은 눈을 지배하고 심장소장은 혀를 지배하고 비장위장은 입을 지배하고 폐장대장은 코를 지배하고 신장방광은 귀를 지배한다고 되어 있습니다. 따라서 눈에 문제가 생기는 것은 간장담낭의 문제이므로 신맛을, 혀의 문제는 심장소장의 문제이므로 쓴맛을, 입술 및 입의 문제는 비장위장의 문제이므로 단맛을, 코가 붉은 것은 폐장 대장의 문제이므로 매운맛을, 귀의 문제는 신장방광 문제이므로 짠맛을 먹어주는 것이 황제내경에 의한 해결책인 것입니다. 육장육부를 건강하게 해주는 이러한 맛은 매일 식사를 통해 공급됩니다. 그래서 우리가 밥을 먹는 것입니다.

그런데 소금이 해롭다는 잘못된 정보로 음식은 갈수록 싱거워지고 고들빼기와 같은 쓴맛의 음식은 아예 찾아볼 수가 없고 단맛은 기피대상이 되고 있습니다. 또한, 신맛도 드물고 강력한 떫은 맛 또한 거의 없으며 아이들의 경우 김치 같은 매운 맛을 갈수록 먹지 않고 있는 실정입니다. 그리하여 식품섭취의 부족과 불균형으로 육장육부의 건강은 갈수록 약해지고 그 결과 기경 8맥과 12경락을 통해 힘차게 순환되어져야 할 에너지가 불통이 되면서 건강이 점점 나빠지게 되는 것입니다.

밥상 위의 여섯 가지 맛은 몸의 건강과 직결됩니다. **"균형있는 식사"의 진정한 의미는 여섯 가지 맛의 음식을 골고루 먹어야 하는 것을 의미합니다.** 우리는 매일 몸을 쓰고 마음을 쓰고 두뇌를 쓰면서 몸에 있는 오행 에너지를 소모합니다. 소모되는 것은 반드시 다시 채워주어야 합니다. 여섯 장부에 맞는 맛의 음식을 매일매일 균형있게 공급함으로써 건강한 육장육부가 되고 그로 인해 몸 전체에 에너지가 골고루 소통됩니다.

에너지 순환이 왕성해지면 건강해집니다. 보편적인 건강을 유지한다는 것은 아주 단순하고 논리적이며 쉽습니다. 물론 수술을 해서 에너지 통로를 절단했거나 이미 회복할 수 없을 만큼 쇠약해진 몸에는 여섯 가지 음식으로도 어쩔 수 없을 수가 있습니다만 여기서 언급하는 것은 일반적인 경우를 의미합니다.

진수성찬의 즐거움은 장부의 비상사태

명절에는 먹을 것이 평소보다 풍부하고 명절 고유의 특별식을 많이 접하게 됩니다. 진수성찬은 보는 것만으로도 즐겁고 행복한데 하물며 혀 끝 감각의 즐거움은 두말 할 나위가 없겠지요.

그런데 혀의 즐거움 끝에 기다리고 있는 육장육부의 중노동을 생각해서라도 간단하고 적은 양의 식사 즉, 소식을 해야 합니다. 점심이 아직 소화되지 않았는데도 주변에 보이는 먹거리의 유혹 때문에 무엇인가를 중간중간 먹는다면 육장육부는 하루종일 쉴새 없이 일을 해야 할 것입니다. 진수성찬의 즐거움은 혀의 감각과 두뇌의 만족감일 뿐 실제 우리의 건강을 책임지고 있는 장부기관에게는 고단함을 너머 비상사태가 되지요. 일상 생활에서 진수성찬으로 인한 과식의 유혹을 뿌리칠 수 없는 곳이 뷔페식당과 세트메뉴 전문 고급식당입니다. 많은 양의 식사로 인해 육장육부의 노동량은 많아지고 그 결과 몸은 피곤해 집니다.

"먹는다"는 것은 수많은 사람들에게 빚을 지는 일입니다. 왜냐하면 한 끼 식사에는 수많은 존재들의 수고로움과 노동이 함축되어 있으니까요. 필요 이상 먹는다는 것은 관계 속에서 불필요한 빚을 지게 되는 것을 의미합니다. 생존에 필요한 만큼만 먹는다면 소화시키는데 일부 사용하고 남는 에너지를 좀더 고귀한 이상을 위해 사용할 수 있습니다. 그 결과 더 건강한 삶을 살게 되는 것은 물론이고 지구자원의 재분배 효과까지 기대할 수 있게 됩니다.

인류의 식량을 위한 공로자, 벌!

벌은 식량작물의 많은 부분을 수분합니다. 봄철 꽃과 꽃 사이를 누비며 왕성한 수분작용의 매개자 역할을 하는 벌의 수고로움으로 인해 인간은 맛있는 과일을 먹을 수 있게 됩니다. 과일이 벌의 수고로움의 결과라는 생각을 한다면 그 고마움은 이루 말할 수 없을 정도입니다. 벌이 아니면 세계 식량은 급감하게 되어 당장 식량위기에 처하게 될테니까요.

이렇게 고마운 벌들이 노동하여 모은 꿀의 대부분을 인간이 빼앗고 있습니다. 만물의 영장인 인간이 인류를 위해 식량을 만들어 주고 있는 은인의 식량을 빼앗다니요. 생각해 보면 깜짝 놀랄 일입니다.

통계에 의하면 벌꿀 1kg을 생산하는데 벌이 꽃과 벌집 사이를 4만 번을 왔다 갔다 해야 한다고 합니다. 물론 거리는 다르겠지만 그 만큼 벌이 꿀을 모으기 위해 많은 노동을 하고 있다는 것을 의미합니다.

꿀이 아니어도 단맛을 취할 수 있는 케인슈가 등 먹을 것이 많은데 구태여 베이비벌들의 식량까지 먹어야 할까요? 인류가 하고 있는 행위가 무엇을 의미하는지 한번쯤 생각해봐야 할 일입니다.

02 간장담낭(목)을 건강하게 하는 맛

매일 식사 중에 접하는 음식에서 간장담낭을 건강하게 하는 식품은 신맛, 고소한 맛, 누린내 맛으로 아래와 같이 정리가 됩니다.

곡류 귀리, 메밀, 밀, 보리, 강낭콩, 완두콩, 팥
채소 부추, 신김치, 신동치미, 깻잎, 땅콩, 들깨, 참깨, 잣, 호두
과일 귤, 딸기, 꽈리, 포도, 모과, 사과, 앵두, 유자, 매실
견과류 땅콩, 들깨, 참깨, 잣, 호두, 건포도
기름 들기름, 참기름
차 음료 오미자차, 오렌지쥬스, 사이다, 들깨차, 땅콩차
양념류 식초, 구연산

고전 의학서 황제내경에 의하면 신맛은 간장과 담낭을 건강하게 함으로서 간장과 담낭으로 연결된 경락으로 에너지를 잘 흐르게 해준다고 합니다. 일반적으로 잘 알려졌듯이 간장은 피로물질과 독소를 없애주는 역할을 합니다. 몸에 독소가 쌓이면 피곤하고 병이 됩니다. 따라서 독소를 잘 해독해야만 건강한 몸이 될 수 있지요.

신맛의 식품은 위에서 보여지는 것처럼 많은 종류가 있지만 그 중 가장 경제적인 식품이 구연산입니다. 구연산 한 스푼의 양을 다른 식품으로 섭취하려면 양이 많아야 하고 비용도 많이 들어가기 때문입니다.

어떤 분들은 구연산을 공업용으로 알고 공업용을 어떻게 식품으로 먹냐고 질문을 하는데 구연산은 옥수수와 감자를 발효시켜 추출한 안전식품입니다. 그런데 구연산의 세척력이 워낙 강하다보니 공업용으로 활용하고 있는 것 뿐입니다. 구연산으로 운동화나 셔츠 목때 등을 빨면 때가 잘 지워집니다.

운동, 마라톤, 등산 전후로 구연산을 타마시면 간에 열이 조절되어 힘이 덜 듭니다. 이런 구연산이 그 진가를 발휘할 때는 간장담낭이 원인으로 심각한 증상들이 나타날 때입니다.

간장담낭의 원인으로 나타나는 증상

간장담낭이 약해지면 간장담낭 경락도로를 따라 에너지 흐름이 막히고 아래와 같은 증상이 발생합니다. 따라서 아래의 증상에 해당될 때 구연산을 진하게 타서 마시면 회복하는데 으뜸입니다.

아래 증상에 해당하는 부위를 아트바디맵(p.38)에서 간장담낭에 해당하는 경락도를 따라가 보십시오.

편두통
편두통부위는 측면 관자놀이 부위이며 머리의 파란색 경락에 있습니다.

안구건조증

결막염
일반적으로 눈에 대한 부분은 간장담낭의 원인으로 생긴 증상이며 결막염에서 염증은 짠맛 부족으로 생기는 것이므로 구연산과 함께 죽염 섭취가 필요합니다.

사시 눈
p.157 참조

편도선
편도선이 붓는 이유는 간장담낭때문이므로 신맛인 구연산을 섭취하면 됩니다. 편도선 절제수술을 포함해서 어떤 수술이든 하지 않는 것이 좋습니다.

어깨, 목 부위 통증

어깨부위를 에두른 파란색의 간장담낭 경락부위입니다.

늑막염

어깨로 흐르는 간장담낭 경락이 늑막을 지납니다. 아울러 염증이므로 죽염을 함께 섭취해야 합니다.

고관절 통증

고관절로 지나는 간장담낭 경락이 막혀서 생긴 통증입니다.

족저근막염

발바닥 낮은 곳의 근육에 염증이 생긴 증상으로 아파서 걸음을 걷기 힘든 상태가 됩니다. 염증이므로 신맛인 구연산과 더불어 죽염을 함께 섭취해야 합니다.

한숨

분노의 감정이 간장담낭을 해쳐서 자신도 모르게 한숨이 나옵니다. 한숨이 나오면 뭔가 불편한 감정이 있는지 자신의 내면을 살펴보십시오.

쉰냄새

몸에서 나는 쉰내는 정말 코를 찌릅니다. 신맛을 싫어하는 노인들이나 일부 젊은이들에게서 나는 냄새로 한여름 장마철에 빨래가 마르지 않아 나는 썩은 쉰내라고 할 수 있습니다.

푸우 코골이

들이쉬는 드르렁 코골이는 짠맛 부족이고 내쉬는 푸우 코골이는 신맛, 쓴맛 부족입니다.

근육통증

모든 근육 통증은 신맛부족입니다. 신맛이 부족하면 간장담낭이 약해지고 간장담낭이 약해지면 간장담낭이 지배하는 근육에 문제가 생깁니다.

근대

근육과 근육을 이어주는 근대 또한 간장담낭이 원인이므로 신맛인 구연산을 섭취하면 회복이 빠릅니다.

이빨가는 것

손톱 갈라짐 · 깨짐 · 부서짐

발가락 무좀

신맛이나 짠맛 부족중에 하나인데 사람에 따라서 달리 적용됩니다. 그냥 두가지 다 섭취하면 됩니다.

구연산 섭취량 및 먹는 방법

머그잔 1/2컵 또는 한 컵에 설탕 2-3큰 스푼과 함께 구연산 1큰 스푼 또는 2 티스푼을 넣고 물을 부으세요. 설탕과 구연산이 다 녹을 때 까지 잘 저으면 새콤달콤한 음료수가 됩니다. 설탕과 구연산 물을 그대로 마셔도 되고 다른 효소나 과일 시럽을 넣어서 마셔도 됩니다.

구연산 섭취 횟수

1일 3회(아침 점심 저녁) 또는 수시로 음료수처럼 마시면 좋습니다.

구연산 보관방법

냉온 또는 실온에서 보관해도 됩니다.

Tip 겨울철 신맛 과일 감귤고르는 법

제주도 서귀포시 남원 2리 식당이나 가게 등 어떤 상권도 존재하지 않는 특이한 마을입니다. 200여 가구가 채 안되는 가구주민 전체가 감귤, 천혜향, 황금향, 한라봉 등 오직 감귤농사만 짓고 있는데 같은 제주산 감귤이라도 남원2리 마을의 감귤은 제주도민이 알아줄 만큼 더 맛있다고 합니다.

제주도민들에게 감귤은 "작업하지 않은" 감귤과 "작업한" 감귤로 나뉩니다. 감귤을 따면 상품화시키기 위해 선과장에서 감귤을 세척합니다. 그렇게 되면 귤을 물로 씻어내고 수세미로 닦아내는 등의 과정에서 귤피가 약하게 되고 그 결과 보관과정에서 쉽게 무르고 상하는 요인이 된다고 합니다. 특정 감귤 하나가 상하면 다른 귤까지 빠른 속도로 번진다고 하네요.

세척한 감귤은 윤이나게 코팅을 한다고 하는데 정확히 어떻게 코팅을 하는지는 모르지만 일반 시중에서 감귤을 살 때 귤피가 깨끗하고 윤이 나는 것은 다 이런 "작업"과정을 통해 유통되어지는 상품이라고 합니다.

작업을 하지 않은 감귤을 보니 깨끗하지는 않았지만 작업한 감귤의 귤피에 비해 모공(?)이 촘촘했습니다. 또한 하얗게 곰팡이같은 뭔가가 보였는데 모르는 경우 농약이나 곰팡이라고 오해할 수 있는 이 하얀 물체는 칼슘이라고 합니다. 숙성하는 과정에서 작업한 감귤에 비해 작업하지 않은 감귤이 훨씬 맛있고 작업한 감귤이 1~2주면 상하는데 반해 한 달 동안 상하지 않는다고 합니다.

소비자가 이런 사실을 알고 현명한 선택을 한다면 작업하지 않은 감귤이 많이 유통되겠지만 시중에 유통되는 감귤 대부분은 작업한 감귤일 것입니다. 두 가지 중에서 고른다면 맛있고 오랫동안 상하지 않는 작업하지 않은 감귤을 골라야겠죠?

03 심장소장(火)을 건강하게 하는 맛

고 전 의학서 황제내경에 의하면 쓴맛은 심장과 소장을 건강하게 함으로써 심장과 소장으로 연결된 경락에 에너지를 잘 흐르게 해준다고 합니다. 이 대목을 접하면서 먼저 머리 속에 떠오른 식품이 어린 시절 밥상에서 흔히 접했던 고들빼기 김치였습니다. 아~ 쓰디쓴 고들빼기의 존재이유가 바로 우리의 심장을 건강하게 해주는 것이었구나 하고 감탄을 했었지요.

쓴맛의 식품을 정리해보면 다음과 같습니다.

심장을 건강하게 하는 쓴맛, 화근내 맛, 불내 맛 **식품**

곡류 수수

채소 풋고추, 근대, 냉이, 상추, 쑥갓, 쑥, 쎌러리, 씀바귀, 고들빼기, 취나물, 영지, 익모초, 인진쑥

과일 살구, 자몽 ****자몽의 경우는 쓴 과일이면서 동시에 달고 십니다. 따라서 심장과 간담 비장위장 세 장부를 좋게 하니 참으로 좋은 과일입니다.

견과류 은행, 해바라기씨

기름 면실유

차 음료 홍차, 작설차, 커피, 영지차, 쑥차

양념류 짜장

환 인진쑥환

과자류 다크 초콜렛

그런데 요즘 밥상에는 쓴맛의 반찬이 거의 보이질 않습니다. 음식이라는 것은 어린 시절 많이 먹어본 것을 좋아할 수 밖에 없습니다. 요즘 어린이들은 쓴 반찬을 접할 기회가 없으니 어른이 되어도 이런 반찬을 먹을 줄 모르게 됩니다. 어린시절 씀바귀나 고들빼기 김치를 먹고 자란 어른들 조차 요즘에는 이런 쓴맛의 반찬을 먹어보기가 쉽지 않습니다.

심장을 건강하게 하기 위해서는 반드시 쓴맛이 필요합니다. 그러나 쓴맛 반찬이 부족하므로 쓴맛을 보충해 주는 식품이 필요합니다. 다행히도 시중에 팔고 있는 환 중에 인진쑥환이라는 것이 있습니다. 인진쑥환 1스푼의 양을 식품으로 먹으려면 상당한 양이 필요하므로 농축시킨 환이 오히려 더 저렴하고 간편할 수도 있겠습니다.

심장소장(火)의 원인으로 나타나는 증상

쓴맛섭취가 부족하여 심장소장이 약해지면 심장소장 경락도로를 따라 에너지 흐름이 막히면서 아래와 같은 증상이 발생합니다. 심장소장의 원인이 되는 아래의 증상이 나타날 때 해당 증상이 없어질 때 까지 쓴맛을 섭취하면 해결됩니다.

붉은 얼굴
얼굴이 붉은 색을 띤 분들을 주변에서 많이 보실 수 있습니다. 심장이 약하다는 증거입니다. 이렇게 열이 많은 분들이 몸에 좋다고 열이 많은 식품을 먹으면 더욱더 많은 문제가 생깁니다.

눈충혈
심장의 열이 눈을 충혈시킵니다.

다래끼

혓바늘 돋음
얼굴 각 부위 중 혀를 주관하고 있는 것은 심장소장인 화의 기운입니다. 혀가 하얗게 갈라지거나 혓바늘이 돋아 생긴 통증은 심장기운때문입니다.

테니스앨보/골프앨보
아트바디맵중 뒷 모습의 경락을 잘 보면, 하체에는 심장소장의 경락이 없습니다.. 심장소장 경락은 팔꿈치를 지나 새끼 손가락에서 끝납니다. 따라서 팔꿈치의 경락에서 에너지가 흐르지 않아 생기는 증상이 테니스앨보나 골프앨보(병원에서 명명한 증상)입니다. 쓴맛을 먹으면 해결됩니다.

손을 펼치면 새끼손가락이 다른 네 손가락과 별개로 벌어짐
콘트롤이 안되고 따로 노는 현상입니다.

심장 두근거림

발음이 끊어짐
혀짧은 소리라고 흔히들 말하죠.

실없이 자주 웃음
약간 실없는 듯한 느슨함… 헐렁한 옷이 어깨 아래로 늘어뜨려져 어깨가 드러나 있는 모습과 실없는 웃음을 통해 심장의 상황을 알아채릴 수 있습니다.

과도한 땀
심장에 열이 많으면 땀이 많이 납니다. 식사시 맨밥에 맨반찬을 먹어도 땀이 나고 뜨거운 국물을 먹을때는 땀이 비오듯 하지요. 하지만 쓴맛을 먹어주면 땀이 차츰 진정되고 조절됩니다.

손발이 동시에 차가움

심장은 온 몸에 피를 펌프질합니다. 심장이 약하면 힘이 부족하여 온 몸 구석구석까지 힘차게 피를 돌리지 못합니다. 몸에서 가장 끝에 해당하는 손과 발까지 피를 전달하지 못하므로 손과 발이 찬 것은 당연합니다.

하지정맥

피가 순환되지 못하여 특정 혈관에 모여 있는 상황이므로 심장을 튼튼하게 하면 해결됩니다. 하지정맥 수술로는 근본적인 해결이 되지 않습니다.

인진쑥환 섭취량 및 먹는 방법

인진쑥환 1큰 스푼을 물 또는 음료수로 드십시오. 구연산에 설탕 탄 물로 먹어도 좋습니다.

인진쑥환 섭취 횟수

식사중 또는 식사 후에 1일 3회(아침 점심 저녁) 또는 아무리 바빠도 최소한 아침 저녁으로 1일 2회는 드십시오.

인진쑥환 보관방법

일주일 정도 섭취량을 덜어놓은 나머지는 냉장보관하십시오.

커피이야기

커피를 마시면 심장이 두근거리고 잠이 안 온다고 하는 분들이 있습니다. 커피는 쓴맛이라 심장에 좋은데 왜 그럴까요? 쓴 커피를 마시면 심장이 두근거리는 분은 아이러니컬하게도 심장이 약하기 때문입니다. 지속적으로 쓴맛을 섭취하면 차츰 두근거림이 사라집니다.

그런 의미에서 볼 때 커피는 참 좋습니다. 왜 전 세계적으로 커피를 좋아하는지 이유를 알 것 같습니다. 커피를 마시는 당사자들은 이러한 심장의 작용을 모르고 마시는 것이긴 하지만 결과적으로 진한 에스프레소는 심장을 튼튼하게 해주니까요. 아침에 마시는 모닝커피 또한 심장을 자극하여 화들짝 잠에서 깨어나게 해줍니다.

04 비장위장(土)을 건강하게 하는 맛

고전 의학서 황제내경에 의하면 단맛은 비장과 위장을 건강하게 해줌으로서 비장과 위장으로 연결된 경락에 에너지를 잘 흐르게 해준다고 합니다.

"비위 상하는 일"이 종종 있으시죠? "비위가 상한다"는 표현에서 비위는 비장과 위장을 의미합니다. 비위를 상하지 않게 오히려 비위를 좋게 해주는 단맛의 식품들은 다음과 같습니다.

비장위장을 건강하게 하는 단맛(토), 군둥내, 향긋한 맛 **식품**
곡류 기장쌀, 피쌀
채소 고구마줄기, 미나리, 시금치, 마, 고구마, 칡뿌리, 연근, 호박
과일 참외, 감, 대추
차 음료 인삼차, 칡차, 구기자차, 식혜, 두충차, 대추차
양념류 설탕, 엿기름, 꿀, 쨈, 엿, 포도당, 마가린, 버터

위에서 처럼 단맛 식품 역시 많이 있지만 다른 단맛 식품과 비교하여 비교적 값이 저렴하며 미네랄이 풍부한 비정제 유기농 케인슈가를 단맛 대표로 추천합니다. 유기농 사탕수수인 슈가케인으로 만든 비정제 슈가는 쿠바와 브라질산이 믿을 만 합니다. 쿠바는 미국의 정책적 수출금지 때문에 지구상 최고의 유기농국가가 되었습니다.

유기농 케인슈가는 유기농 사탕수수로 만든 100% 원당 설탕으로 미네랄이 풍부합니다. 정제 후에 뼛가루로 착색한 흰 설탕에 캬라멜로 색을 낸 갈색 설탕과 구별하시기 바랍니다. 설탕을 많이 섭취하면 당뇨에 걸린다고 생각하시는 분이 많은데 그것은 진실과 다릅니다. (p.22 참고)

비장위장의 원인으로 나타나는 증상

비장위장이 약해지면 비장위장 경락도로를 따라 에너지 흐름이 막히고 아래와 같은 증상이 발생합니다. 따라서 아래의 증상에 해당될 때 증상이 없어질 때 까지 단맛을 섭취하면 회복할 수 있습니다.

그러나 비위장 증상의 경우 식사시 국, 찌개 등 국물류를 많이 먹거나 대식, 폭식 등의 식습관을 먼저 고쳐야 한다는 것을 전제로 합니다. 맨밥에 맨반찬 식사 + 소식 + 간단식 + 육미 균형식을 하면 비위장을 비롯해서 육장육부가 최상급 건강상태가 됩니다. 그 결과 온 몸에 에너지가 잘 흐르고 육장육부로 연결되는 증상들이 사라집니다.

트림
트림은 가벼운 트림부터 습관적이며 고질적이고 심한 트림까지 다양합니다.

위염
위에 염증이 있다는 것은 기본적으로 짠맛이 부족하다는 증거입니다. 단맛으로 위장을 튼튼하게 하기 이전에 짠맛으로 염증부터 없애야 합니다. 위에 염증이 있는 사람이 짠맛(9회죽염 추천)을 섭취하면 염증의 정도에 따라 미식거림부터 구토에 이르기까지 다양한 증상이 있습니다. 구토증이 있을 경우 처음에는 죽염 양을 적게 시작해서 서서히 늘려가면 구토증이 없어지고 위의 염증이 회복됩니다. 외부상처에 염증이 생겼을 경우에도 소금을 뿌리면 빨리 낫듯이 장기의 염증도 소금

섭취로 해결할 수 있습니다. 그리고 단맛을 동시에 섭취하면 위장관련 증상회복은 시간문제입니다.

위경직
위장이 약한 이유도 있지만 속이 냉하면 위장운동이 원활하지 않아 위장이 경직되기 쉽습니다. 신체 내부장부의 온도를 늘 따뜻하게 유지하는 것은 독소제거와 함께 건강관리의 기본입니다.

발뒤꿈치 갈라짐
발뒤꿈치가 갈라지고 틀때 설탕을 많이 먹으면 신기하게도 발뒤꿈치가 맨들맨들해집니다. 그러나 설탕섭취가 부족하면 다시 까칠해집니다. 사람에 따라서 단맛 부족이 입술이 트는 쪽으로 가기도 하고 발뒤꿈치가 까칠해지는 쪽으로 가기도 합니다.

허벅지 통증
허벅지로 비장의 경락이 지나갑니다. 이 부분에 흐르는 에너지가 막히면 당연히 통증이 유발됩니다.

백혈구 부족증
피는 적혈구 백혈구 혈소판으로 구성되어 있습니다. 그 중 적혈구는 신장에서 만들고 혈소판은 심장에서 그리고 백혈구는 비위장에서 만듭니다. 백혈병이 대단한 불치병으로 알려져 있는데 설탕먹는 것이 해결책이라고 하면 그 누가 믿을까요!! 믿으면 대박 그 자체입니다. 직접 시도해보면 조만간 그 결과를 검증할 수 있겠지요.

무릎관절염

아! 이 무릎관절염… 참으로 많은 분들에게 애환을 가져다 주는 증상입니다. 보통은 퇴행성 관절염으로 알고들 계십니다. 아트바디맵 정면 그림을 봐주십시오. 무릎위로 비위장의 경락이 지나갑니다. 무릎은 많이 사용하는 부분이므로 다른 부위에 비해 약합니다. 경락도로에서 비교적 약한 곳에 에너지 흐름이 막히는데 무릎관절로 지나가는 비위장 경락부분에 에너지가 막혀서 나타나는 통증입니다. 이는 단맛 만이 해결해 줄 수 있습니다.

입술트고 갈라짐

입술물집

입안 헐음

얼굴부위중 비위장이 주관하는 부위가 바로 "입"입니다. 따라서 입술이 트거나 갈라지거나 물집이 생겼거나 입술이 허는 증상은 단맛이 해결해 줍니다.

얼굴에 기름기 번들거림

우리의 피부는 지성, 건성, 중성으로 나뉘는 것으로 알았습니다. 하지만 그것은 모두 화장품 회사의 상품 구분 때문에 생겨난 구분일 뿐이죠. 원래 피부가 그런 것이 아니고 설탕이 부족하면 번들거림이 생겨 지성이 되고 매운맛이 부족하면 건성이 된다는 것을 알았습니다. 여성분들 화장 후 번들거림을 없애기 위해 기름종이 많이 쓰시죠. 단맛을 충분히 섭취하면 번들거림 자체가 생기지 않게 된답니다.

노란얼굴

비위장이 안 좋으면 얼굴이 노랗게 됩니다.

하악관절 통증

하악관절 통증, 하품하고 하악관절이 닫혀지지 않는 황당한 경우, 하악관절이 느슨한 경우 등은 수술하면 안 되며 단맛 섭취로 그리 길지 않은 시간 내에 해결됩니다.

눈썹이 눈으로 파고 드는 현상

발톱이 파고듦

겨드랑이 암내

겨드랑이 암내 제거 수술도 있다지요? 모든 증상마다 수술을 한다면 몸에 남아나는 것이 없겠지요. 모든 세포 장기 하나하나 존재의 이유와 역할이 있습니다. 다만 문제가 생기는 것은 에너지 균형이 맞지 않아서입니다. 에너지를 생성해 줄 수 있는 균형감있는 맛의 물질을 섭취하는 것만이 해결책입니다.

겨드랑이 암내는 말하기도 쉽지 않고 참 고민스러운 증상입니다. 설탕을 먹으면 안된다는 근거없는 말에 속아 설탕을 멀리함으로서 생기는 몸의 폐단들을 어찌 감당하려 하시나요. 좋은 설탕을 많이 드세요. 설탕을 섭취해서 생기는 문제는 상극관계 때문입니다만 단맛과의 상극관계를 해결해주면 전혀 문제없습니다. 상극관계는 다음 장에 다시 언급됩니다.

유기농 케인슈가 섭취량 및 먹는 방법

식사 중 또는 식사 후에 유기농 케인슈가 2-3 큰스푼을 구연산과 함께 물에 타서 드십시오.

유기농 케인슈가 섭취 횟수

1일 3회(아침 점심 저녁) 또는 아무리 바빠도 최소한 아침 저녁으로 1일 2회는 드십시오.

유기농 케인슈가 보관방법

습기없는 곳에 실온보관하셔도 됩니다.

Tip 비위장과 무릎관절 관련 동의보감 내용

좋은 설탕으로 비장위장을 건강하게 하여 회복할 수 있는 대표적인 증상이 무릎관절입니다. 주변 어르신네들 중 30년 이상 병원에 다니면서 무릎관절 치료를 위해 별별 치유를 다 시도해 보신 분들이 많지만 무릎관절은 여전히 나아지지 않았습니다.

동의보감에 비장위장 증세에 대해 아래와 같은 대목이 있습니다. "몸이 무겁고 관절이 아프며 태타해서[1] 눕기를 좋아하고 사지를 움직이지 못한다." 이런 경우 단맛을 많이 먹으면 관절이 회복됩니다.

1) **태타하다** : 몹시 게으르다

군둥내나는 김치의 위대함

발효식품이 좋다는 것은 익히 다 알려진 사실입니다. 서양의 발효식품은 대부분 식초에 절이지만 우리나라 전통 발효식품은 대부분 소금으로 만듭니다. 된장, 간장 등이 대표적인 예입니다. 그런데 김치의 경우는 발효의 방법이 더 독특합니다. 소금에 절인 후 고추가루 등 각종 양념을 넣는데 김치 발효의 주된 물질은 찹쌀풀과 조선간장(젓갈을 넣지 않는 채식김치의 경우는 조선간장으로 대체)입니다.

이제 막 담은 김치는 소금에 절여진 배추에 매콤한 고추가루가 버무려져 있는데 매운맛의 고추가루는 폐장대장에 좋고 짠맛은 신장방광에 좋습니다. 시간이 지나 김치가 발효가 되면서 신김치가 되면 간장담낭에 좋은 식품이 됩니다. 시간이 더 많이 지나 군둥내가 날 즈음이면 대부분 먹기를 꺼려하는 김치가 되는데 임산부의 경우 군둥내나는 김치를 좋아합니다. 비위가 좋지 않아서 구토하는 임산부들에게는 군둥내나는 김치 맛이 비장위장을 좋게 하므로 자연적으로 당기게 되기 때문이지요. 따라서 김치는 막 담은 김치부터 오래되어 군둥내나는 김치에 이르기까지 버릴게 없을 만큼 참으로 좋은 식품입니다.

무엇인가 음식이 먹고싶을 때는 그 음식이 무슨 맛인지를 생각해 보세요. 여섯 가지 맛을 필요로 하는 육장육부가 먹고 싶다는 욕구를 통해 부족한 맛을 섭취하게 함으로써 해당 장부에 부족한 맛을 끌어당기는 자연의 조화입니다. 육장육부에 물질적 불균형을 채워 균형을 잡게 하기 위한 조화로움이지요. 입맛은 몸에 특정 물질이 필요하다는 사인 중의 하나입니다. 몸이 입맛을 통해 요구하는 물질을 섭취해 주세요.

육장육부에 필요한 여섯 가지 맛의 물질은 몸을 기쁘게 하고 그 결과 물질과 정신의 주인인 내가 건강해 집니다.

05 폐장대장을 건강하게 하는 맛

한의학의 경전인 고전의학서 황제내경에 의하면 매운맛은 폐장과 대장을 건강하게 함으로서 폐장과 대장 경락의 에너지를 잘 흐르게 해준다고 합니다. 매운맛의 식품은 많이 있지만 한국식품 중 가장 강력하게 매운 맛은 청양고추입니다. 하지만 청양고추는 한끼 식사에 열개는 커녕 한개도 먹기 힘들 정도로 맵기 때문에 청양고추를 환으로 만들어 먹으면 혀로 매운맛을 느낄 사이도 없이 먹기 쉽습니다. 매운맛은 몸의 냉기를 몰아내고 온기로 채워주는 역할을 합니다.

폐대장을 건강하게 하는 매운맛, 화한맛, 비린내맛 식품

곡류 현미, 율무, 흑미

> ** 매운 맛의 곡류중 현미가 가장 강력합니다.

채소 무, 배추, 파, 마늘, 달래, 양파, 박하, 청양고추, 후추, 생강, 겨자, 와사비,

> ** 무 배추는 매운맛의 식품이고 나머지는 매운맛의 양념들입니다.

과일 배, 복숭아

> ** 신맛 단맛 쓴맛 과일은 혀에서 그맛을 느낄 수 있지만 배와 복숭아가 매운맛이라는 것이 언뜻 신기하게 느껴집니다. 매운 맛의 과일은 배 복숭아 두가지 입니다.

차 음료 현미차, 생강차, 율무차, 수정과, 우유

> ** 매운맛의 곡류와 채소를 우려서 마시면 폐장대장에 좋은 차가 됩니다.

환 청양고추환

폐장대장의 원인으로 나타나는 증상

앞서 냉기에 관한 설명으로 인해 이제는 아래 증상들이 왜 생겼는지 이해가 될 것입니다. 한가지 추가할 설명은 폐가 피부를 주관한다는 사실입니다. 피부에 발생한 대부분의 증상은 폐가 원인입니다. 따라서 아래의 증상에 해당될 때 증상이 없어질 때 까지 매운맛을 섭취하십시오. 화농을 동반하는 경우에는 죽염을 동시에 섭취해야 효과가 뛰어납니다.

재채기
기침
콧물
비염
빨간코
축농증
천식(기관지 확장증)
기관지염
폐확장증(결핵확장)
폐렴
두드러기
아토피
금속알러지
꽃가루알러지
과일, 나무알러지

대상포진

치질

거친피부

창백한 얼굴

사각턱

자라목

구부정한 어깨

가을되면 멜랑꼴리하고 슬퍼지는 마음

청양고추환 섭취량 및 먹는 방법

식사중 또는 식사후에 청양고추환 1큰 스푼을 물이나 음료수 또는 구연산 설탕물에 드십시오.

청양고추환 섭취 횟수

1일 3회(아침 점심 저녁) 또는 아무리 바빠도 최소한 아침 저녁으로 1일 2회는 드십시오.

청양고추환 보관방법

냉장보관 하십시오.

얼굴 가슴에 열꽃이 피는 현상, 속에 불이나는 현상, 항문이 화닥거리는 현상 등 매운맛이 부족한 사람에게 나타나는 전형적인 명현현상으로 청양고추환 효과가 잘 나타나고 있는 증거입니다.

청양고추환의 뜨거운 기운이 몸 안의 찬 기운과 싸우고 있는 중이며 계속 청양고추환의 매운 맛이 공급되면 몸안에 찬 기운이 따뜻한 기운에 녹아들어 냉기가 없어지고 이내 증상들이 사라지게 됩니다. 계속 매운맛을 공급하여 냉기를 완전히 몰아내고 몸을 따뜻하게 만들어야 합니다.

감기 예방법

냉기가 몸에 침투하는 경로는 여러 곳이 있으나 그 중 가장 많은 부분이 바로 코를 통한 호흡입니다. 들숨과 날숨 호흡은 코를 통해 기관지를 거쳐 폐로 들어가 산소를 공급하고 이산화탄소를 배출합니다.

이 과정에서 찬 공기가 들어가면 코, 기관지, 폐 등 호흡기와 피부에 문제가 생깁니다. 폐를 포함하여 신체 내부는 항상 따뜻해야 모든 장기 기능이 원활하게 됩니다.

만사가 그렇듯이 목적과 의도를 위해 무엇인가를 하기(Do) 전에 먼저 하지 말아야 할 것(Don't)을 우선하는 것이 기본법칙입니다. 그렇다면 일상생활 중 감기 예방을 위해서 무엇인가를 극적으로 하기 전에 하지 말아야 할 것(Don't)과 해야 할 것(Do)을 살펴보겠습니다.

첫째, 찬음식과 찬음료를 삼가해야 합니다.
찬 식음료의 냉기가 신체 내부온도를 차게 만들어 냉병에 걸리게 합니다. 사시사철 가능하면 따뜻한 음식과 따뜻한 음료를 섭취하는 것이 좋습니다. 냉장고에 있는 과일도 먹기 하루 전에 꺼내 놓아 실온 상태로 먹기를 권장합니다.

둘째, 찬공기가 호흡되지 않도록 해야 합니다.

감기란 냉병중의 하나로 따뜻한 몸에 한기가 침입하여 발생한 증상입니다. 우리는 24시간 호흡을 통해 바깥 공기가 몸 안쪽으로 유입됩니다. 호흡으로 유입된 공기는 코에서 걸러져 따뜻한 공기로 폐에 유입되기는 하나 계속해서 찬 공기가 호흡으로 들어온다면 찬 공기를 막아주는 코의 역할에도 한계가 있을 것입니다. 이런 코의 노고 때문에 비염에 잘 걸리는 것입니다.

따라서 겨울철 실내외 그리고 에어컨 찬바람이 나오는 곳에서는 멀티 스카프 또는 마스크를 사용하는 것이 좋습니다. 겨울철 우풍이 있는 방이나 온도가 낮은 실내에서 또는 실외에서 그리고 잠을 잘 때도 마스크를 하거나 가벼운 멀티 스카프로 얼굴부위를 덮고 자면 호흡시 찬공기를 막는데 탁월한 역할을 합니다.

셋째, 머리를 감은 후 젖은채로 두면 안됩니다.

당연히 드라이로 완전히 말려야 합니다. 머리는 양기이므로 음기가 침투하면 문제가 발생되겠지요. 감기로 직행입니다.

넷째, 매운맛의 음식을 많이 먹어야 합니다.

몸의 외부에서 차가운 온도를 막아주고 따뜻한 온도를 유지할 수 있는 조치를 최대한 해준다 해도 이는 가장 기본적인 필요조건이지 충분조건은 아닙니다. 몸안의 냉기는 여러가지 불편한 증상을 초래하기 때문에 폐를 늘 따뜻하게 해야 합니다. 폐를 따뜻하게 하는 최고의 음식은 매운맛입니다.

우리나라에서 매운맛으로는 청양고추만한 것이 없습니다. 따라서 음식에 청양고추를 많이 넣어먹는 식습관이 좋습니다. 청양고추에서 나오는 칼칼한 맛의 매력은 다른 어떤 매운맛으로도 대체할 수 없을 만큼 맛이 있기도 합니다.

청양고추는 너무 매워서 먹기가 힘들고 그럼에도 불구하고 매운맛 섭취는 필요하기 때문에 환의 중요성이 대두됩니다. 청양고추 환을 평소에 매일 섭취하여 폐를 따뜻하게 무장시킨다면 감기예방에 더할 나위 없이 좋겠지요.

그러나 아무리 청양고추환을 많이 섭취한다고 해도 앞서 말씀드린 찬 음식과 음료를 많이 섭취하고 찬공기 호흡을 많이 할 경우 청양고추환을 먹어 따뜻해진 폐가 다시 식어버립니다. 그러니 우선은 하지 말아야 할 것을 먼저 하지 않는 실천이 중요합니다.

감기에 걸리지 않는 건강관리를 생활습관화 한다면 감기뿐만 아니라 비염, 천식, 기관지염, 폐렴, 결핵 나아가서는 각종 피부병을 예방할 수 있습니다.

감기는 냉병중 가벼운 증상에 속하므로 올바른 실천으로 감기에 걸리지 않고 살 수 있습니다.

호흡기 최후의 보루, "폐"를 사수하라

들숨을 통해 산소를 들이마시고 날숨을 통해 이산화탄소를 내보내는 작용을 호흡이라고 합니다. 그런데 호흡은 단순히 산소를 들이마시는 것만이 아닙니다. 호흡을 통해 유입되는 공기 중에는 냉기, 각종 세균, 화학물질, 유독가스, 연기(담배 포함), 꽃가루, 새집 유독물질 등등이 함께 포함되어 호흡기 질환을 유발시킵니다.

늘 깨끗한 공기만 호흡하며 살 수 있는 환경이 아닌 경우가 많습니다. 좋지 않은 공기를 호흡할 경우 냉기와 세균 등을 걸러내기 위해 24시간 쉬지 않고 수고하는 최 일선의 군대가 바로 코의 부비강입니다.

코는 적군인 냉기와 가루가 들어오면 재채기나 기침을 통해 적군을 퇴치하려고 합니다. 또는 맑은 콧물을 내보내 냉기와 기타 물질이 들어오지 못하게 방어하기도 합니다. 그러나 맑은 콧물로도 방어가 안될 경우 더 진한 콧물을 내보내 최대한 냉기 등이 침입하지 못하도록 방어합니다.

이렇게 24시간 호흡내내 맡은 바 역할을 다 하느라 힘을 쓰다보니 부비강도 너무나 힘이 들고 과로하여 비염에 걸리는 것입니다. 부비강이 열심히 역할을 했음에도 쳐들어 오는 적군이 많아 수세가 불리하고 방어벽이 뚫리면 부비강에서 막지 못한 냉기와 기타 세균들이 편도로 넘어갑니다.

그렇게 되면 편도가 붓고 따끔거리며 염증(편도염)이 생기죠. 편도도 나름 적군을 물리치기 위해 안간힘을 써서 방어하지만 너무 많은 적군으로 인해 그 역시 역량부족, 수세에 몰려 냉기 등에 점령당하게 되면 이 냉기가 기관지로 영토를 확장해나가며 거침없이 공격을 단행합니다.

기관지는 폐를 지키는 최후의 보루로서 기관지를 통해 냉기가 폐로 들어가지 못하게 하기 위해 기관지 통로를 좁히는 자구책을 사용합니다. 그 결과 천식(기관지 확장증)이라는 증상을 통해 공기유입을 최대한 막아냅니다. 또한 가래를 만들어 폐에 냉기유입이 되지 않도록 방어합니다. 이러한 악착 같은 방어력에 힘이 부치면 기관지는 기관지염에 걸리게 되고 기관지를 더 이상 수성하지 못하게 됩니다.

아! 이로서 냉기 등의 적군은 모든 아군 호급기관의 방어벽을 뚫고 폐를 함락시키기 위해 드디어 폐장까지 진군하게 되니 폐자체가 스스로 싸울 수 밖에 없는 상황에 노출되게 됩니다. 다행히 폐 스스로가 막아내면 좋겠으나 폐까지 수세에 몰려 함락이 되면 폐렴에 걸리게 되고 더 진행되면 폐암으로 가게 되니 폐가 스스로 무너지면서 이런 일련의 전쟁을 일으키게 한 주인에게 질병이라는 고통을 고스란히 남겨주게 됩니다.

대체 이렇게 많은 적군을 보내어 호흡기 기관 전체를 아수라장으로 만든 존재가 과연 누구일까요? 다름 아닌 내 몸의 주인인 바로 "나., 자기 자신"입니다. 누구나 건강을 염려하고 자신을 해치지 않기 위해 스스로를 보호해야 하는 자기 자신이 몸에 적군을 보낸 존재라뇨. 그러나 각자 식습관을 곰곰히 생각해보면 호흡기 증상에 대한 원인이 바로 자기 자신이 선택한 행위에 있다는 것을 부인하지 못할 것입니다.

호흡기 질환의 진행 순서

공기	▶	코 (부비강 동Cavity)	▶	편도	▶	기관지	▶	폐
찬공기		재채기		편도선염		기관지염		폐렴
연기		맑은 콧물		인후염		천식		폐암
유독가스		노란 콧물				가래		
화학물질		축농증(고름)						
세균바이러스		비염						
꽃가루		알레르기 비염						
새집유독물질								

Tip 아토피와 호흡기질환의 연관성

냉기로 인한 증상은 여기서 끝나는 것이 아닙니다. 몸에 냉기가 가득차서 몸의 온도가 낮을 경우 몸 안의 장부들이 너무너무 춥기 때문에 장부 스스로가 살기 위해 열을 발산하게 되는데 이로 인해 허열, 드드러기, 아토피 등을 만들어 내는 것입니다. 몸 스스로가 살기위한 처절한 몸부림인거죠. 따라서 두드러기 아토피조차도 냉병인 셈입니다.

내 혀의 즐거움을 위해 내 몸의 장부가 죽어가는 것을 방치해 두면 결국 본인이 죽게되는 이치를 이해하고 스스로 살기 위해 몸부림치는 장부들을 도와주세요. 하늘도 스스로 돕는 자만을 돕는다지요.

호흡순환기의 방어력 증강법

그렇다면 어떻게 호흡순환기의 방어력을 높일 수 있을까요? 그것은 바로 방어를 하지 않게 만드는 겁니다. "방어를 하지 않는 것이 방어력을 높이는 방법이다"는 말이 모순되게 들릴 수도 있는데요. 냉기와 세균으로부터 방어하지 않고 무장해제 시키는 방법은 폐장의 환경을 항상 따뜻하게 유지함으로써 호흡순환기를 편안하고 행복하게 만드는 일입니다.

냉기의 침입으로부터 따뜻하게 유지하는 방법은 앞서 설명드린 감기 예방법과 동일합니다. 첫째, 찬공기 호흡을 막아주고 둘째, 찬 식음료 섭취를 금지하고 셋째, 매운맛의 음식을 먹는 것입니다.

요즘 아이들은 비염도 많고 얼굴에 화농을 동반한 열꽃도 많이 피어있습니다. 물어보나 마나 찬 식음료를 즐기는 식습관을 가지고 있기 때문입니다. 매운맛은 커녕 김치조차 먹지 않는 아이들이 늘어가는데, 매운맛의 뜨거움만이 호흡순환기를 냉기의 적군으로부터 지켜내는 방법입니다.

세상에는 모든 해답이 존재합니다. 하지만 그 진짜 해답 주위에는 강력한 가짜 해답들이 둘러싸고 있어 진짜를 진짜로 인식하기가 쉽지 않습니다.

진짜 정보를 접하기도 쉽지 않고 접했다고 해도 회복 원리를 이해하고 믿음이 생길 때 까지는 아무도 믿지 못하지요. 누구도 어찌해 줄 수 없는 일입니다. 진짜를 알아보고 실천하는 자만이 축복을 누릴 수 있습니다.

06 신장방광을 건강하게 하는 맛

고전 의학서 황제내경에 의하면 짠맛은 신장과 방광을 건강하게 함으로써 신장과 방광으로 연결된 경락으로 에너지를 잘 흐르게 해준다고 합니다. 건강을 선도하는 사회 주류층에서 저염식 캠페인을 벌이고 있는 요즘의 시류와 정 반대로 짠맛을 많이 섭취하라고 하니 어리둥절해 하시겠지요. 자, 지금부터 왜 우리 몸에 짠 물질이 필요한지 설명드리겠습니다.

인간은 10개월 가까이 바닷물에서 길러져 태어난 해인(海印)[1]의 존재입니다. 해인사의 해인이 바로 그러한 인간의 존재를 표현하고 있는 단어인데요. 엄마 뱃속의 양수는 염도 0.9%의 바닷물입니다. 양수의 염도가 0.9%보다 낮아지면 낮아질수록 태어나는 아이의 성장에 문제가 생길 수 있을 정도로 양수의 염도는 중요합니다. 양수의 염도를 유지하려면 당연히 임산부가 짠맛을 많이 섭취해야 합니다.

아이가 태어난 이후 양수 염도는 인간의 신체에 고스란히 녹아있습니다. 그것이 눈물, 콧물, 혈액 등의 체액이 짠 이유이지요. 만약 짠 염도가 나쁘다면 바다속 생물과 양수에서 자라고 있는 태아가 어떻게 건강할 수 있을까요?

---

1) **해인(海印)** : 인간은 바닷물에서 복제된다.

신장투석시 피를 뽑아 투석기를 통해 물과 불순물을 분리해 내는 과정에서 사용하는 것은 바로 엄청나게 짠 소금 용액입니다. 소금이 나쁘다고 말하면서 왜 신장투석시 소금을 사용할까요? 아무리 생각해봐도 모순되어 보입니다. 아이러니컬하게도 병원에서는 소금을 많이 섭취하면 신장이 나빠진다고 말합니다. 하지만 바로 그 신장을 좋게 만드는데 필수적인 물질이 짠맛인 소금입니다. 소금을 섭취하면 단 몇 일만에도 신장 건강의 기준인 크레아티닌 수치가 바로 내려가니까요. 병원에 환자들이 입원하자 마자 손등에 주사바늘 꽂아주죠. 혈관을 통해 신체로 흘러들여보내는 용액이 무엇일까요? 그것은 바로 다름아닌 소금물입니다. 소금섭취가 나쁘다고 하면서 어떻게 0.9% 염도로 된 링겔은 손등에 꽂아주는 것일까요?

체액의 염도가 떨어지면 기력상실뿐만 아니라 체내에 전류를 흐르게 해주는 전해질이 부족하게 됩니다. 전해질 부족은 전적으로 염분 부족입니다. 소금만이 해답이죠.

소금은 육체에 태생적으로 생리적으로 필수적인 물질입니다. 우리 신체 자체가 소금에 절여져 있어야 신체의 기본 기능이 원활하게 유지됩니다. 다만 먹지 말아야 할 소금이라면 정제소금, 꽃소금, 맛소금, 흐르지 않는 바다에서 난 소금, 과거의 바다가 융기되어 지금은 산이 된 곳에서 나는 소금 등이 이에 해당합니다.

체내에 염분이 부족하면 일단 몸에 염증이 생깁니다. 따라서 부패하지 않고 오래 보관 할 수 있도록 만든 염장식품처럼 사람의 신체도 염장질을 해야 합니다. 좋은 소금은 신체의 피와 혈관의 불순물들을 삭혀 깨끗하게 청소해 주고 등 그 긍정적인 역할이 아주 많은 반면 부정적인 역할은 아직 발견하지 못했습니다.

이러한 짠맛은 소금뿐만 아니라 아래와 같은 식품이 있습니다. 아래 짠맛 중 가장 좋은 식품은 9회죽염입니다.

신장방광을 건강하게 하는 짠맛, 꼬랑내맛, 지린맛 **식품**

곡류 서목태콩(쥐눈이 콩)

채소 미역, 다시마, 김, 콩떡잎, 파래, 마

과일 수박

차 음료 두향차, 베지밀, 두유

양념 천일염, 소금, 조선간장, 9회죽염

신장방광의 원인으로 나타나는 증상

신장방광이 약해지면 신장방광 경락도로를 따라 에너지 흐름이 막히고 아래와 같은 증상이 발생합니다. 따라서 아래의 증상에 해당될 때 증상이 없어질 때 까지 짠맛을 섭취하십시오.

머리

정수리 부위의 머리카락이 빠짐
미간에서 시작한 신장방광 경락이 머리 정중앙을 지나 머리 뒤쪽으로 넘어갑니다.

머리카락이 가늘어짐

흰머리카락 생김

정수리 머리 아프고 뒷골이 땡기는 것(신장성 고혈압)
뒷골이 땡기는 증상은 신장방광 경락이 지나가는 뒷골 쪽에 에너지가 막혀있기 때문입니다. 에너지가 막히니 혈관에 압이 높아지겠지요. 이를 혈압이 생겼다고 여겨 혈압약을 먹는데 이러한 신장성 고혈압은 짠맛을 섭취하면 원인이 해결되므로 에너지 흐름이 원활해지고 뒷골 땡기는 증상이 자연스럽게 없어집니다.

신장방광 경락도를 따라 에너지가 막히는 부분에 유발된 통증입니다.

등이 아픈 것

허리 통증(요통)

종아리 통증

발목 통증

뼈

신장방광은 뼈를 주관합니다.

뼈 골수 증상

골다공증

인대 늘어난 증상

통풍

치아

치아도 뼈입니다. 따라서 치아는 신장방광의 지배를 받습니다.

치아교정시 치아가 흔들리는 증상

치아가 검어지는 증상

커피나 니코틴때문이라고 하는데 신장방광이 약해졌기 때문이지 커피나 니코틴때문이 아닙니다.

풍치 증상

잇몸에 피나는 증상.

이가 시린 증상

시린 이를 회복하고 예방하기 위한 방법으로 양치죽염으로 양치를 권합니다.

눈

안압이 높아지는 증상

미간에서 시작한 신장방광의 경락이 막히면 안압이 높아집니다. 안압이 높아지면 안구가 돌출됩니다.

안구돌출 증상

오후에 눈알이 빠질 것 같은 통증

녹내장(+신맛: 구연산), 백내장(+떫은 맛: 황옥수수생가루)

원시 근시

노안

아기가 침흘리는 증상

잠자면서 침흘리며 자는 증상

하품하는 증상

얼굴부위 중 귀는 신장방광이 주관합니다. 따라서 귀와 관련된 증상은 신장방광 문제이며 귀의 증상부위 자체를 다루는 것은 원인치료가 될 수 없습니다. 그러므로 당연히 낫지 않는 결과를 얻게 되겠지요. 신장방광과 관련된 증상 중 짠맛의 물질이 가장 많이 필요한 부위가 귀입니다.

이석증으로 인한 어지러움증

가는 귀 먹는 증상

이명증(귀에서 소리나는 증상)

중이염

귀습진

코

들숨시 드르렁 코골이 증상

저녁에 호흡이 가쁜 증상

목

갑상선
단맛, 신맛, 떫은 맛으로 갑상선을 정상화 시킬 수 있습니다.

피

적혈구 부족증(빈혈로 인한 어지러움증)

빈혈로 인한 어지러움증
적혈구 내의 혈색소가 헤모글로빈입니다. 적혈구 내의 혈색소인 헤모글로빈을 기준으로 빈혈을 진단합니다. 적혈구가 부족하고 헤모글로빈이 부족하니 당연히 빈혈이 생기고 빈혈이 생기니 어지럽겠지요.

중성지질 높은 증상(피의 지질 문제)

피에는 기름기 등 여러가지 불순물이 있습니다. 피의 지질을 좋게 하고 불순물등을 삭혀서 깨끗한 피로 만들어 주는 물질이 짠맛인 좋은 소금입니다. 소금의 종류 중 1500도 이상에서 구운 9회 죽염이 가장 좋고 9회 죽염을 섭취하면 한 달 내에 높은 중성지질 수치가 정상수치화 됩니다.

콜레스테롤 수치 높은 증상

콜레스테롤은 고밀도 지질 단백질과 저밀도 지질단백질 등이 있는데 과잉되면 혈전을 만들어 혈관을 막게 됩니다. 짠맛인 좋은 소금이 해결해 줍니다.

소변

신장방광의 고유의 역할은 몸에서 소변을 통해 물을 걸러내는 일입니다. 신장이 문제가 되어 방광을 통해 물을 내보내지 못하면 복수가 차고 폐에 물이 차게 되며 소변을 시원하게 보지 못하게 됩니다. 생식기에 관한 문제는 신장방광의 문제이고 신장방광의 문제로 인해 몸에서 물을 내보내는 일이 원활하지 않을 때 짠맛이 해결해 줍니다.

혈뇨

빈뇨

단백뇨

검은색뇨

자궁에 물혹 근종 등 각종 생식기 증상

냄새

인체의 특정 장기가 약해지면 해당 장기에 따라 각자 다른 냄새가 나는데 장부별 냄새는 따로 다루기로 하겠습니다. 짠맛 부족으로 인해 신장에 문제가 생기면 입과 몸전체에서 썩은내가 납니다. 몸에서 나는 썩은내는 특히 여성 노인분들께 많이 납니다.

발꼬랑내

구취(썩은 입냄새)

몸에서 썩은내 나는 것(특히 여성)

피부

몸이 짠맛에 절여져 있으면 모기도 잘 물지 않습니다. 모기에 물린다고 해도 피부발진이 빨리 없어집니다.

모든 염증 증상

모기에 물렸을 때 피부가 빨개지는 것

얼굴 및 몸 전체가 검어지는 증상

술 깰때 부작용이 없는 증상

항문이 찢어질 정도로 변이 딴딴한 증상

복부에 가스차는 증상

반항적이고 부정적인 마음

숨기고 싶은 마음

무서운 꿈 꾸는 증상

검은색이 입고 싶은 마음

신장염

신우염

신우는 신장 안에 존재합니다. 신장에 짠맛이 부족하면 신우에도 염증이 생기 쉽습니다. 염증은 기본으로 짠맛이 해결하지만 장부자체가 짠맛을 필요로 하는 신장과 신우이므로 짠맛 섭취가 해결책입니다.

신장결석(요로결석)

짠맛이 부족하여 신장에 돌이 생기고 신장병이 발생하는 것인데 병원에서는 소금이 신장에 나쁘다고 못먹게 합니다. 그 결과 신체에 소금이 부족하고 그래서 발생되는 신장문제를 칼륨탓으로 돌립니다. 그래서 신장환자들에게 소금뿐만 아니라 녹색식물 섭취도 금하고 있습니다. 녹색식물에 많이 있는 칼륨(독일어로 "포다슘"이라고 합니다)을 섭취하면 길항작용을 하는 나트륨도 함께 섭취해야 합니다. 그래야 돌(결석)도 안생기고 신장문제도 발생하지 않습니다. 우리나라 전통식품인 쌈밥이 이를 말해주고 있습니다. 상추쌈을 먹을 때 된장을 듬뿍 넣어서 먹는 이유가 있는 것입니다. 바로 칼륨과 나트륨을 균형있게 섭취하여 자연의 조화를 이루는 것이지요.

방광염

오줌소태

요실금

전립선(+떫은 맛: 황옥수수생가루)

9회죽염 섭취량 및 먹는 방법

식사중 또는 식사후에 9회죽염 1큰 스푼을 물이나 음료수 또는 구연산 설탕물에 드십시오. 몸에 염증이 있는 분들, 저염식 무염식을 오랫동안 해오신 분들은 월 1kg을 권장하고 일반인들은 월 500g을 권장합니다.

9회죽염 섭취 횟수

티스푼으로 1일 5~6회 드시면 가장 좋고 중간에 챙겨드실 시간여유가 없으시면 1일 3회(아침 점심 저녁) 또는 아무리 바빠도 최소한 아침 저녁으로 1일 2회는 드십시오.

9회죽염 보관방법

실온보관 하십시오.

Tip 9회독염 섭취로 인한 명현반응

● **속이 느글거리고 구토증이 나는 현상**

위가 않좋다는 증거이고 양을 줄여서 계속 섭취하면 위가 좋아지면서 증상이 없어집니다. 위가 좋지 않을 경우에만 나타납니다.

● **물이 켜는 증상**

몸안의 독소들을 정화시키기 위해 물이 필요하다는 Body Talk입니다. 항상 물이 켜는 것은 아닙니다. 몸에서 물이 필요할 때만 나타나는 증상입니다.

● **붓는 증상**

혈관의 나쁜 쓰레기들을 다 떨어내어 배출하기 위해 일시적으로 혈관이 확장된 상황으로 몇 일 지나면 다 정돈이 되고 붓기가 빠집니다. 사람에 따라 이런 증상이 생길 수도 있고 생기지 않을 수도 있습니다.

● **설사 증상**

몸안의 독소와 냉기가 빠져나가는 가장 강력한 정화작용입니다. 몸에 독소나 냉기가 없는 사람은 설사증상이 생기지 않습니다. 위와 같은 현상들은 잠시 나타나는 현상으로 몸 안을 정화하기 위해 반드시 필요한 과정이니 걱정하지 마시고 계속 드십시오. 명현 현상에서 보여지는 증상을 두려워하여 섭취를 멈추면 작용 또한 멈추므로 몸 안의 독소를 배출하고 효과를 보려면 계속 섭취해야 합니다. 명현은 몸에서 작용을 한다는 증거이고 호전을 위한 축복입니다. 안심하고 몸이 잘 싸울 수 있도록 인내하고 지속적으로 짠맛의 물질을 지원해 주세요.

07 심포삼초를 건강하게 하는 맛

고전 의학서 황제내경에 의하면 떫은 맛은 심포삼초를 건강하게 함으로서 심포삼초로 연결된 경락으로 에너지를 잘 흐르게 해 준다고 합니다.

간장담낭, 심장소장, 비장위장, 폐장대장, 신장방광 이 다섯 가지 신체장부가 오장육부입니다. 장은 오장인데 부는 왜 육부라고 했을까요? 오장오부가 아니고 오장육부라고 부르게 되었는지 정말 궁금해집니다. 오장은 실제 눈에 보이는 유형의 장부입니다만 오장 외에 심포삼초라는 생명력을 주관하는 보이지 않는 에너지 장부가 하나 더 있습니다. 모든 장부와 세포마다 힘을 만들어 사용하고 흡수 배출을 담당하는 심포삼초까지 포함해야 육장과 육부가 됩니다.

떫은맛의 식품은 밥상에서 흔히 보이는 채소들을 두루 포함하고 있습니다만 대부분 익혀먹기 때문에 떫은 맛의 효과가 그리 크지 않습니다. 따라서 효과가 강력하면서도 싸고 먹기 간편한 떫은 맛으로 황옥수수 생가루를 추천합니다.

심포삼초를 건강하게 하는 떫은 맛, 담백한 맛, 생내 맛, 먼지냄새 나는 맛 **식품**
곡류 생황옥수수, 가루, 녹두, 조
채소 오이, 가지, 콩나물, 고사리, 양배추, 우엉, 송이버섯, 아욱, 감자, 도토리, 토란, 죽순, 당근

과일 안익은 바나나, 토마토, 안익은 감

견과류 속껍질을 벗기지 않은 밤

차 음료 요구르트, 코코아, 로얄제리, 덩굴차, 알로에

양념 토마토케첩, 마요네즈

심포삼초의 원인으로 나타나는 증상

심포삼초가 약해지면 심포삼초 경락도로를 따라 에너지 흐름이 막히고 아래와 같은 증상이 발생합니다. 심포삼초는 생명력을 주관하는 장부이므로 심포삼초가 깨질 경우 정신과 병원에서 말하는 선망이라는 증세를 포함해서 각종 정신적인 문제가 발생합니다.

따라서 아래의 증상에 해당될 경우 증상이 없어질 때 까지 떫은 맛을 섭취하십시오.

손바닥 습진

손바닥 땀

손바닥 가려움증

손가락 관절이 굽는 증상
심포삼초의 경락도로가 손바닥을 지나갑니다.

진저리침
소변을 보고 난 후 부르르 떨림 현상

불면증
불면증, 우울증, 자살충동, 중독증 등 정신적인 문제와 다리떨고 손톱 물어뜯는 등 정서불안 행위는 심포삼초가 원인입니다.

우울증

자살충동

중독증

손톱 물어뜯는 행위

속눈썹 빠지는 현상

황옥수수 생가루 섭취량 및 먹는 방법

식사중 또는 식사후에 황옥수수 생가루 2-3 큰스푼을 물이나 음료수 또는 구연산과 설탕을 함께 녹인 물에 넣고 잘 저어서 드십시오. 오행 생식과 함께 드셔도 좋습니다.

황옥수수 생가루 섭취 횟수

1일 3회(아침 점심 저녁) 또는 아무리 바빠도 최소한 아침 저녁으로 1일 2회는 드십시오.

생황옥수수 보관방법

냉장보관 하십시오.

원형탈모의 원인

원형탈모는 신장이 약하고 심포삼초가 깨진 심리적 환경 때문에 일어납니다. 따라서 신장을 건강하게 회복하고 심포삼초 에너지를 회복하면서 솔잎처지를 해주면 금방 좋아질 수 있습니다.

신장을 회복시키려면 죽염을 하루 한 수저씩 2~3회 먹어야 하고, 심포삼초를 회복하려면 마음에 부정적인 생각을 지우고, 긍정적인 사고로 가득 채워야 합니다. 또한 황옥수수 생가루를 아침저녁으로 생수 한 컵에 녹인 후, 설탕과 소금으로 간을 해서 스프처럼 먹으면 좋습니다.

그리고 소나무 솔잎을 모아서 둥글게 만든 후 흩어지지 않게 끈으로 묶어준 후, 원형탈모 부분을 수시로 가볍게 두드려 주면 원형탈모에 좋습니다.

제**4**장

우리몸 건강하게 유지하기

우리 몸을 알고, 진단하고,
회복한 후 건강하게 유지할 수 있는
방법을 다시 한번 되새깁니다.

04

01 육장육부의 상생관계

우 주의 모든 물질은 오행으로 되어 있고 그 물질은 서로간에 상생 상극관계로 되어 있습니다. 신체의 장부 또한 같은 이치의 상생 상극관계로 되어 있지요. 증상의 원인을 이해하기 위해서는 우선 신체 장부의 상생 상극관계를 살펴볼 필요가 있습니다.

오행에 의한 다섯 장부간의 상생관계는 아래와 같습니다. 별표를 그린 후 오른쪽 시계방향으로 목화토금수를 차례로 써보십시오

목은 간장담낭을
화는 심장소장을
토는 비장위장을
금은 폐장대장을
수는 신장방광을 의미합니다.

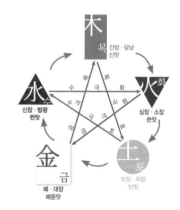

목생화 목기운인 간장담낭이 건강하면 화기운인 심장소장도 건강해 집니다.
화생토 화기운인 심장소장이 건강하면 토기운인 비장위장도 건강해 집니다.
토생금 토기운인 비장위장이 건강하면 금기운인 폐장대장도 건강해 집니다.
금생수 금기운인 폐장대장이 건강하면 수기운인 신장방광도 건강해 집니다.
수생목 수기운인 신장방광이 건강하면 목기운인 간장담낭도 건강해 집니다.

위와 같은 사이클이 상생관계입니다.

상생관계는 서로를 살려주는 좋은 관계이니 별 문제가 없습니다만 상극관계는 신체에 질병의 증상을 나타나게 하는 근본 원인이 되므로 상극관계를 이해하는 것은 아주 중요합니다.

02 육장육부의 상극관계

신체 다섯 장부의 상극관계는 아래와 같습니다.

신맛을 섭취 후 간장담낭(목)이 건강해지면 건강해진 간장담낭은 비장위장(토)을 약화시킵니다. 이 때 비장위장(토)은 자신이 약해지는 것을 방어하기 위해 단맛을 필요로 합니다. 목기운이 토기운을 극한다고 해서 "목극토"라고 표현합니다. 만약 신맛만 섭취하고 단맛을 섭취하지 않으면 비위장 관련 질병의 증상이 발생합니다. 단맛을 충분히 섭취할 경우 비장위장이 약해지는 것을 방어할 뿐 만 아니라 비장위장이 오히려 건강해 집니다.

단맛을 섭취 후 비장위장(토)이 건강해지면 건강해진 비장위장은 신장방광(수)을 약화시킵니다. 이 때 신장방광(수) 역시 자신이 약해지는 것을 방어하기 위해서 짠맛을 필요로 합니다. 토기운이 수기운을 극한다고 해서 "토극수"라고 표현합니다. 만약 단맛만 섭취하고 짠맛을 섭취하지 않으면 신장방광이 약해집니다. 그러나 짠맛을 균형있게 섭취하면 신장방광이 약해지는 것을 방어할 뿐 만 아니라 신장방광이 건강해 집니다.

짠맛을 섭취 후 신장방광(수)이 건강해지면 건강해진 신장방광은 심장소장(화)을 약화시킵니다. 이 때 심장소장(화)은 스스로를 방어하기 위해 쓴맛을 필요로 합니다. 수기운이 화기운을 극한다고 해서 "수극화"한다고 표현합니다. 만약 짠맛만 섭취하고 쓴맛을 섭취하지 않으면 심장소장 관련 부위가 약해지겠지요. 그러나 쓴맛을 균형있게 섭취하면 심장소장이 약해지는 것을 방어할 뿐 만 아니라 심장소장이 튼튼해집니다.

쓴맛을 섭취 후 심장소장(화)이 건강해지면 건강해진 심장소장은 폐장대장(금)을 약화시킵니다. 이 때 역시 폐장대장(금)은 스스로를 방어하기 위해 "충분할 만큼의 균형감있는 양"의 매운맛을 필요로 합니다. 화기운이 금기운을 극한다고 해서 "화극금"한다고 표현합니다. 만약 쓴맛만 섭취하고 매운맛을 섭취하지 않으면 폐장대장 관련 호흡기에 증상이 발생합니다. 그러나 매운맛을 균형있게 섭취하면 폐장대장이 약해지는 것을 방어할 뿐 만 아니라 폐장대장이 오히려 건강해 집니다.

매운맛을 섭취 후 폐장대장(금)이 건강해지면 건강해진 폐장대장은 간장담낭(목)을 약화시킵니다. 이 때 간장담낭(목) 역시 스스로를 방어하기 위해 충분할 만큼의 양으로 신맛을 필요로 합니다. 금기운이 목기운을 극한다고 해서 "금극목"을 한다고 합니다. 그러나 신맛을 균형있게 섭취할 경우 간장담낭이 약해지는 것을 방어할 뿐 만 아니라 간장담낭을 튼튼하게 만들어 줍니다.

위와 같이 다섯장부가 서로서로 상극관계 얽혀 있는 것이 우주의 이치이고 "반드시 각자에 해당하는 맛으로" 서로의 상극관계를 해결해 주어야 합니다.

그렇다면 육장육부 중에서 마지막 하나 남은 심포삼초의 역할은 무엇일까요. 심포삼초는 "약방에 감초"처럼 약해진 각 장부마다 왕성한 생명력의 에너지를 제공하는 역할을 합니다. 따라서 오장에 생명력의 힘을 불어넣어주기 위해서 공통적으로 떫은 맛을 통해 심포삼초를 강하게 만들어 줄 필요가 있습니다.

그렇다면 "극"하는 관계를 피하기 위해 해당하는 맛을 먹지 않으면 된다고 생각할지 모르겠습니다. 장부의 건강을 위해서 여섯 가지 맛은 반드시 섭취해야 하고 또 무엇을 먹어도 여섯 가지 장부를 위한 여섯 가지 맛 중의 하나입니다.

이때 다섯 장부는 서로 반드시 극하는 역할을 해야 하며 해당하는 맛의 물질(음식)이 부족하여 약해진 장부가 상대장부를 극하지 못할 때는 극하지 못하는 장부 스스로가 병이 듭니다. 그러므로 여섯 가지 맛을 "항상 같이" 그리고 "균형감있는 의미있는 양"을 섭취해야만 모든 장부가 건강하게 극하고 방어할 수 있는 힘을 얻게 됩니다.

여섯 가지 식품을 동시에 섭취하면 자연의 법칙에 의해 식품마다 각자 영양을 주어야 할 장부로 찾아가 육장육부를 회복시킵니다.

03 여섯 가지 체질 별로 나타나기 쉬운 증상

여섯 가지 체질을 다음과 같이 분류할 수 있습니다. 상극관계도를 통해 체질병 관계를 익히면 이해하기 쉽습니다.

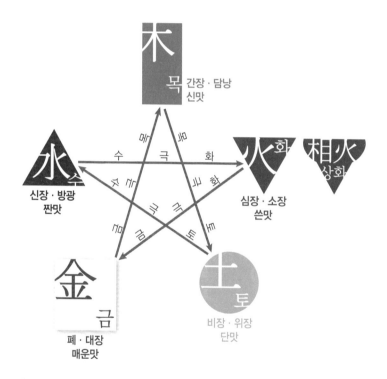

황제내경에 근거한 얼굴형

목형

木
목

장부 : 간장, 담낭, 대맥
주관부위 : 근육(근육통, 근대)
얼굴 질병부위 : 눈
간장·담낭을 해치는 감정 : 분노
간장·담낭을 악화시키는 자연 : 바람
질병컬러 : 청 (눈 흰자가 청색으로 변함)
질병냄새 : 누린내, 고소한내, 신내
간장·담낭을 건강하게 하는 맛 : 신맛, 고소한 맛
간장·담낭을 건강하게 하는 맛의 곡물 : 팥
간장·담낭 회복을 위한 맛 강추식품 : 구연산

화형

火 화

장부 : 심장, 소장, 독맥
주관부위 : 피
얼굴 질병부위 : 혀
심장·소장을 해치는 감정 : 기쁨
심장·소장을 악화시키는 자연 : 더위
질병컬러 : 적(혀가 적색으로 변함)
질병냄새 : 탄내, 화근내, 불내
심장·소장을 건강하게 하는 맛 : 쓴맛, 불내나는 맛
심장·소장을 건강하게 하는 맛의 곡물 : 수수
심장·소장 회복을 위한 맛 강추식품 : 인진쑥환

상화형

相火
상화

장부 : 심포삼초, 양류맥, 음류맥
주관부위 : 심리병 (의심증, 불면증, 우울증,
　　　　　중독증, 진저리침,
　　　　　손톱 물어뜯는 현상, 유방암)
　　　　　손바닥 습진(손바닥땀)
심포삼초를 건강하게 하는 맛 : 떫은맛, 생내나는 맛
심포삼초를 건강하게 하는 맛의 곡물 : 황옥수수가루

토형

土
토

장부 : 비장, 위장, 충맥
주관부위 : 살 (허벅지 통증, 무릎 관절염,
　　　　　백혈구 부족증, 눈 주위 떨림)
얼굴 질병부위 : 입
비장·위장을 해치는 감정 : 생각
비장·위장을 악화시키는 자연 : 습기
질병컬러 : 황 (입술이 황색으로 변함)
질병냄새 : 향내, 군둥내, 탄내
비장·위장을 건강하게 하는 맛 : 단맛, 향나는 맛, 군둥내나는 맛
비장·위장을 건강하게 하는 맛의 곡물 : 기장
비장·위장을 회복을 위한 맛 강추식품 : 유기농케인슈가

금형

金
금

장부 : 폐장, 대장, 임맥
주관부위 : 피부(알러지, 두드러기, 아토피,
　　　　　대상포진, 치질, 거친피부)
얼굴 질병부위 : 코
폐·대장을 해치는 감정 : 근심, 슬픔
폐장·대장을 악화시키는 자연 : 건조
질병컬러 : 백(피부가 백색으로 변함)
질병냄새 : 비린내, 매운내, 화한내
폐·대장을 건강하게 하는 맛 : 매운맛, 비린내나는 맛, 화한맛
폐·대장을 건강하게 하는 맛의 곡물 : 현미
폐·대장을 회복을 위한 맛 강추식품 : 청양고추환

수형

水 수

장부 : 신장, 방광, 양교맥, 음교맥
주관부위 : 뼈(골다공증, 인대, 치아, 적혈구 부족증,
　　　　　콜레스테롤, 혈중단백뇨, 중성지방, 고지혈증, 빈혈)
얼굴 질병부위 : 귀
신장·방광을 해치는 감정 : 공포
신장·방광을 악화시키는 자연 : 추위
질병컬러 : 흑 (귀가 검은색으로 변함)
질병냄새 : 썩은내, 찐내, 지린내
신장·방광을 건강하게 하는 맛 : 짠맛, 꼬랑내나는 맛, 지린맛
신장·방광을 건강하게 하는 맛의 곡물 : 쥐눈이콩, 검은콩
신장·방광을 회복을 위한 맛 강추식품 : 1500도 이상 9회 죽염

가슴성형 구연산으로 튼튼한 가슴근육 유지
머리카락 마사지 대신 죽염섭취로 윤기나는 머리결 관리
피부 필링, 마사지, 화장품 대신 고추환으로 비단같은 피부관리
치아미백제 대신 죽염섭취로 하얀 치아관리
치아풍치약 대신 죽염으로 튼튼한 잇몸관리
놀란 가슴에는 인진쑥환과 진한커피로 담대한 심장유지

목형은 좁고 긴 얼굴형입니다.

간장담낭이 강하기 때문에 금기운인 폐장대장이 목기운인 간장담낭을 극하지 못하게 되면 (금극목) 폐장에 증상이 생기거나 간장담낭이 비장위장을 극하여(목극토) 비장위장 관련 증상이 생길 수 있습니다.

화형은 역삼각형 얼굴형입니다.

심장소장이 강하므로 수기운인 신장방광이 화기운인 심장소장을 극하지(수극화) 못하게 되면 신장방광에 증상이 생길 수 있고 화기운인 심장소장이 금기운인 폐장대장을 극하여(화극금) 폐장대장 관련 증상이 생길 수 있습니다.

상화형은 가장 표준형으로 계란형이라고도 합니다.

가장 이상적인 체질입니다.

토형은 동그란 얼굴형입니다.

비장위장이 강하여 목기운인 간장담낭이 토기운인 비장위장을 극하지(목극토) 못하게 되면 간장담낭에 증상이 생길 수 있고 토기운인 비장위장이 수기운인 신장방광을 극하여(토극수) 신장방광 관련 증상이 생길 수 있습니다.

금형은 넓고 사각진 얼굴형입니다.

폐장대장이 강하여 화기운인 심장소장이 금기운인 폐장대장을 극하지(화극금) 못하게 되면 심장소장에 문제가 생길 수 있고 금기운인 폐장대장이 목기운인 간장담낭을 극하여(금극목) 간장담낭 관련 증상이 생길 수 있습니다.

수형은 삼각형 얼굴형입니다.

신장방광이 강하여 토기운인 비장위장이 수기운인 신장방광을 극하지 (토극수) 못하게 되면 비장위장 자체에 문제가 생길 수 있고 수기운인 신장방광은 화기운인 심장소장을 극하여(수극화) 심장소장 관련 증상 이 생길 수 있습니다.

이와 같이 체질에 따라 발생하는 증상을 체질병이라고 할 수 있습니다. 이때 각 장부에 따른 식품섭취로 인해 직간접적으로 극하는 장부 간의 힘을 조절하여 증상을 다스릴 수 있습니다.

04 육장육부를 건강하게 하는 대표식품

간장 담낭을 건강하게 하는 신맛의 대표식품 : 구연산

신맛 중에서 적은 양으로도 효과가 강력하고 저렴하며 먹기 쉬운 이유로 신맛을 대표하여 구연산을 추천합니다. 온라인 마켓에서 검색하면 구연산을 쉽게 접할 수 있습니다. 중국산은 비교적 더 저렴하지만 오스트리아산 식물성 무수구연산을 강추합니다. 금액도 그리 비싸지 않습니다. 1kg에 아무리 비싸도 1만원이 넘지 않을 것입니다. 1kg이면 1인당 한 달 정도 먹을 수 있는 분량입니다.

원료 : 무수구연산 100%

원산지 : 오스트리아산

제조사 : Jungbunzlauer

중량 : 1kg

유형 : 식품첨가물

구연산이란 무엇인가?

구연산은 영어로 Citric Acid이며 비타민 C의 원료가 되는 강한 신맛입니다. 비타민 C의 분자구조가 $C_6H_8O_6$인데 반해 구연산의 분자구조는 $C_6H_8O_7$로 비타민 C보다 효과가 훨씬 강력합니다. 시중에서 파는 모든 음료의 신맛을 내는 것이 바로 구연산입니다. 그러나 간장담낭을 건강하게 할 만큼의 양으로는 부족합니다.

심장소장을 건강하게 하는 쓴맛의 대표식품 : 인진쑥환

예전의 전통밥상에는 고들빼기, 씀바귀 등의 반찬이 있었지만 요즘에는 찾아보기 힘든 반찬입니다. 쓰다는 이유로 아이들은 잘 먹지를 않지요. 다크 초콜렛도 쓴 맛 때문에 잘 먹지 않는 실정입니다. 일상에서 쉽게 접하는 쓴맛은 커피입니다. 하지만 커피로도 쓴맛이 부족하죠. 유럽인들처럼 하루에도 몇 잔씩 에스프레소를 마시는 경우가 아니라면 말입니다. 실생활에서 많이 접할 수 없는 쓴맛 식품을 쉽게 먹을 수 있는 방법은 역시 환이 최고입니다. 쓴맛을 대표하는 식품으로는 인진쑥환을 추천합니다. 적은 양으로도 효과가 강력하고 저렴하며 먹기가 쉽기 때문입니다.

원료 : 인진쑥 100%
원산지 : 국산
제조사 : 서광농협
중량 : 400g

인진쑥환이란 무엇인가?

인진쑥은 국화과에 속하는 쑥으로 눈이 내리는 한겨울에도 죽지 않는다고 해서 '사철쑥'이라 불리기도 합니다. 인진쑥은 대표적인 쓴 맛으로 인진쑥 100%를 이용하여 환으로 만든 것이 인진쑥환입니다.

비장위장을 건강하게 하는 단맛의 대표식품 : 유기농 케인슈가

주변에 가장 많은 식품이 단맛입니다만 어떤 소스의 단맛인지 선별할 필요가 있습니다. 하얀 설탕은 정제한 후에 흰색 뼈가루로 표백한 것이고 그 하얀 설탕에 캬라멜로 물들인 설탕이 흑설탕입니다. 또한 아스파탐이라는 합성설탕, 과당, 올리고당 등 여러 설탕종류들이 존재합니다. 정제도 표백도 하지 않은 순순한 원당 100%로 미네랄이 풍부한 비정제 유기농 케인슈가를 추천합니다.

브라질산 유기농 케인슈가

원료 : 유기농 사탕수수 100%

원산지 : 브라질산

제조사 : Goiasa-Goiatuba Alcool Ltda

수입사 : 와이엘 주식회사

중량 : 1kg, 5kg, 25kg

유기농 케인슈가란 무엇인가?

유기농으로 재배한 사탕수수로 만든 100% 원당설탕을 말합니다. 정제도 표백도 하지 않은 순순한 원당 100%로 미네랄이 풍부합니다.

폐장대장을 건강하게 하는 매운맛의 대표식품 : 청양고추, 청양고추가루, 청양고추환

국내에서 가장 강력한 매운 맛은 청양고추입니다. 하지만 청양고추는 한끼 식사에 10개는 커녕 1개도 먹기 힘들 정도로 맵기 때문에 청양고추를 환으로 만들어 먹으면 혀로 매운맛을 느낄 사이도 없이 먹기 쉽습니다. 그래도 가능한한 음식에 청양고추 또는 청양고추가루를 많이 넣어 드시기를 권장합니다. 매워서 못드시는 분들은 청양고추환을 드시는 방법도 있습니다.

청양고추환

원료 : 청양고추 95% 계피 등 5%

원산지 : 국내산

중량 : 500g

청양고추환이란 무엇인가?

매운 청양고추로 만든 환입니다. 삼킬 때 매운맛을 전혀 느끼지 못하여 먹기 쉬운 장점이 있습니다.

신장방광을 건강하게 하는 짠맛의 대표식품 : 9회죽염

짠맛의 식품은 소금, 간장, 된장 등이 있지만 품질좋고 먹기 간편한 9회죽염을 강추합니다. 9회 죽염은 "분말", "결정", "정" 형태로 시중에서 판매되고 있으니 짠맛이 싫을 경우 정으로 섭취하면 짠맛을 느끼지 못합니다. 정은 환의 형태와 유사합니다.

간장과 된장 역시 9회죽염으로 담근 것이 가장 좋습니다. 집에서 강된장을 만들어 밥에 비벼먹는 등 된장 간장등을 많이 섭취하는 것은 기본이고 이러한 식습관으로도 부족한 짠맛을 9회죽염으로 보충하면 최상입니다.

원료 : 천일염

원산지 : 국내산

제조사 : 삼보죽염

중량 : 1kg

천일염을 해풍을 맞고 자란 3-5년생 왕대나무통에 다져 넣고 황토가마에서 소나무와 송진만을 이용하여 800도 이상의 고온으로 8번 반복해 구운 다음 아홉번째 용융할 때에는 소나무에 송진을 뿌려 1500도이상 극강한 온도에서 흘러내리는 것이 9회 죽염입니다.

심포삼초를 건강하게 하는 떫은 맛의 대표식품

요즘 나오는 옥수수는 찰옥수수이지만 대학 찰옥수수가 개발되기 전에는 황옥수수 밖에 없었습니다. 그런데 요즘에는 황옥수수를 구하기가 참으로 어렵습니다. 사람들이 찰옥수수만 먹고 황옥수수를 먹지 않기 때문에 황옥수수는 동물사료로 사용하다보니 귀해서 구하기도 쉽지 않습니다. 그런데 이 황옥수수가 떫은 맛을 대표하는 참으로 좋은 식품입니다. 제조 및 판매처로 한살림과 기린농협 두 곳을 발견했습니다. 한살림 제조는 한살림 외에는 유통을 하지 않고 기린농협에서 제조되고 있는 황옥수수 생가루는 시중의 일반 마트에도 유통되고 있습니다.

황옥수수 생가루

원료 : 황옥수수
원산지 : 국내산
제조사 : 기린농협
중량 : 500g

06 몸의 언어(Body Talks)는 함없이 하는 자연

만물에는 각자 고유의 파장을 가진 언어(에너지)가 있습니다. 모든 만물은 고유의 언어로 끊임없이 메시지를 보내고 있답니다. 몸도 자신의 상태를 몸의 언어로 사인을 보내고 있는데 그것이 바로 증상입니다.

모든 생명의 목표는 만족과 행복이라는 자연상태에 이르는 것입니다. 행복의 기준은 "자연(自然)"입니다. 자연은 문자그대로 "스스로 그러함"이듯이 생성소멸을 통해 스스로 존재합니다. 자연은 상태의 표준이고 중용이고 편안함입니다. 그러한 자연의 존재에 칼을 대고 약물을 투입해서 인위적인 상태를 만들어가는 것은 자연을 거스르는 것이고 반드시 그에 합당한 결과를 거두게 됩니다.

몸 스스로가 "함이 없이 하는(爲無爲)", "존재함이 없이 존재"하는 최상의 건강상태를 유지하게 하기 위해 우리가 할 수 있는 일은 몸이 필요한 여섯 가지 맛의 물질을 음식을 통해 섭취하는 일입니다. 몸은 몸 스스로가 자정능력으로 치유하는 것입니다. 자가치유를 하는데 필요한 "정확하고도 바른" 물질을 통해 육장육부가 힘을 얻어 에너지를 생성하고 순환시킬 때 몸은 최상의 건강이라는 자연상태에 이르게 됩니다.

몸의 언어는 원인과 결과의 법칙을 정확히 보여주고 있습니다. 몸의 상태는 내가 무엇을 먹고 어떤 생활습관의 씨앗을 뿌렸느냐에 따라 몸의 언어라는 증상(결과)으로 즉각즉각 변화무쌍하게 나타내 보입니다. 진리는 항상 단순하고 명쾌합니다. 몸의 언어에 귀를 기울여 몸이 자연의 상태에 이르도록 약간만 도와주어도 몸은 스스로 회복합니다. 여섯 가지 맛의 음식으로 내경을 건강하게 다스리십시오. 몸을 건강하게 하는 데에는 그다지 비싼 음식이 필요하지 않습니다. 여섯 가지 맛의 양념과 식품을 골고루 섭취하면 될 일입니다.

의학은 우리가 생각할 수 있는 상식적이고도 이치적인 범위에 있는 정보일 뿐 대단히 전문적인 그 무엇이 아닙니다. 누구나 자연의 의학상식으로 스스로의 몸을 도울 수 있습니다. 자신의 몸으로 임상을 해보는 것이 최고의 의사가 되는 길입니다.

제 5 장

신체증상
원인과
해결방안

신체의 근간이 되는 모든 곳의 증상과
그에 따른 해결방안을 공개합니다.

05

01 신체증상에 따른 원인과 해결방안
"맛"은 에너지의 정수

신체구조의 골격을 이루는 가장 기본재료는 뼈입니다. 뼈를 덮고 있는 것이 근육이며 근육을 덮고 있는 것이 피부입니다. 내경으로 육장육부가 있고 혈관과 경락으로 피와 에너지가 흐릅니다.

유형별 증상에서는 신체의 근간이 되는 뼈, 근육, 피부, 피 등을 우선 다룬 후 머리에서부터 순서대로 증상에 대한 원인과 해결방법을 설명하겠습니다.

신체부위 우측 괄호는 증상의 원인이 되는 장부와 해결방안입니다.

1. 뼈관련 증상

황제내경에 의하면 뼈는 신장방광이 지배하며 짠맛으로 다스려집니다.

골수

뼈안에 들어 있는 부드러운 조직으로 뼈를 관장하고 있는 신장방광의 지배를 받는 다는 것이 황제내경의 원리입니다. 서양의학에서는 골수에서 적혈구, 백혈구, 혈소판을 만든다고 합니다만 황제내경의 원리에 의하면 적혈구는 신장방광에서 백혈구는 비장위장에서 혈소판은 심장소장에서 생성된다고 설명할 수 있습니다. 임상을 해보면 결과가 분명해집니다.

골다공증

뼈안의 골밀도가 약해져서 골절이 일어날 수 있는 상태입니다. 골밀도가 약해진 것은 결국 신장기능의 약화이므로 짠맛을 통해서 신장을 건강하게 하면 골다공증은 회복됩니다.

인대 늘어남

인대는 뼈와 뼈 사이를 연결하는 조직으로 뼈와 연관되어 있으므로, 이 역시 신장방광의 지배를 받습니다.

2. 근육

근육통
황제내경에 의하면 근육은 간장담낭이 지배하며 신맛으로 다스려집니다.

근막염증
근육의 겉면을 싸고 있는 막으로 간장담낭이 약화되면 근막에 통증이 발생합니다.

근막수축작용/전신닭살
근막이 수축되면 심한 통증이 수반됩니다.

괄약근수축이완 문제
괄약근이란 수축이완을 통해 신체기관의 통로 및 입구를 열고 닫습니다. 괄약근은 근육조직이며 수축이완이 안되면 생리적인 조절에 문제가 발생됩니다.

3. 피부

황제내경에 의하면 피부는 폐장대장이 지배하며 매운맛으로 다스려집니다. 피부관련 증상 폐장대장이 원인이므로 폐장대장을 건강하게 해주면 스스로 자연히 해결됩니다. 피부상에 나타난 결과가 아니라 그 결과를 가져온 원인을 해결해야 한다는 것이 논리적으로도 이치에 맞습니다. 피부관련 증상은 짠맛을 함께 섭취하면 염증이 해결되므로 더욱더 효과적입니다.

금속, 꽃가루, 각종 과일과 나무 등 120여 종류의 알러지

모조품 금속, 진품 금속, 꽃가루, 복숭아, 옻나무 등 사람에 따라 원인도 다르고 증상의 정도 차이가 다르게 나타납니다. 폐가 건강한 정도에 따라서 증상이 사라집니다.

거친피부

매운맛을 많이 섭취하면 우둘투둘한 피부가 매끈해집니다.

피부발진

여드름을 포함하여 피부에 빨갛게 나는 발진 역시 매운맛 부족입니다.

대상포진

대상포진은 피부에 통증과 함께 발진과 수포가 발생하는 증상입니다. 내경은 매운맛으로 다스리고 피부수포는 조선간장이나 죽염을 발라주면 2-3일 만에 딱정이가 생겨서 떨어질 만큼 빨리 없어집니다.

두드러기

10년 이상 두드러기에 좋다는 온갖 것을 다 해봐도 없어지지 않던 두드러기조차 매운맛으로 해결됩니다.

아토피

병원 집중실 입원 환자들 중 가래 석션을 위해 목을 뚫은 환자들에게 건선아토피가 생깁니다. 원래 아토피환자가 아니었음에도 아토피 환자가 되어 버립니다. 목을 뚫어 인공석션으로 기관지 가래를 뽑아냄으로써 폐의 기능이 더욱더 약화됐기 때문입니다.

일상 생활을 하는 아토피 환자들 또한 정도의 차이는 있으나 동일한 맥락입니다. 매운맛으로 폐를 따뜻하고 건강하게 만들면 아토피는 회복될 수 있습니다.

매일의 밥상에서 매운 고추를 많이 먹는다고 해서 부작용이 생기는 일은 없습니다. 그저 음식일 뿐이니까요. 그러니 믿기지 않는다 해도 지푸라기 잡는 심정으로 변화가 있을 때까지 시도해 본다면 적어도 손해 보는 일은 아닐 것입니다.

4. 신체냄새

사람에게서 나는 냄새 역시 각 장부의 상태에 따라 여러 냄새로 분류됩니다. 이러한 냄새는 목욕한다고 없어지지 않습니다. 원인이 되는 장부를 건강하게 하는 맛을 섭취하면 냄새는 저절로 사라집니다.

쉰내(간장담낭)

간장담낭으로 인해 나는 냄새가 쉰내이며 장마철 옷이나 신발을 빨아 널었을 때 잘 마르지 않아 나는 냄새와 비슷합니다. 코를 찌르는 듯한 냄새를 자신은 잘 모를 수 있으나 주변 사람들은 코를 찌르는 듯한 냄새로 인해 힘들어 합니다.

탄내(심장소장)

심장소장이 약해지면 몸에서 탄내 또는 화근내가 납니다.

암내/귓속냄새(비장위장)

보통 겨드랑이에 암내가 납니다. 샤워를 해도 암내전용 크림을 발라도 개선이 되지 않습니다. 암내가 나는 원인은 비장위장이며 단맛으로 해결할 수 있습니다. 귓속냄새도 단맛 부족입니다.

비린내(폐장대장)

비린내는 폐장대장이 원인이므로 매운맛, 비린맛, 화한맛 등을 섭취하면 해결됩니다.

썩은내(신장방광)

특히 나이든 여성분들에게 많이 나는데 몸에서 썩은내가 납니다. 입에서 나는 썩은내도 신장방광으로 인한 냄새입니다. 문제는 이런 냄새를 자신 스스로는 잘 못 느낀다는 점입니다. 냄새에 대한 것은 상대방에게 말해주기도 쉽지 않습니다. 냄새로 인해 대화 시 상대가 힘들어 할 뿐만 아니라 자신의 이미지 관리에도 치명적이니 스스로 조심해야 할 일입니다.

5. 컬러

푸른얼굴(간장담낭)

간장담낭이 안 좋아지면 눈 흰자가 청색으로 변합니다. 또한 분노하는 일이 생기거나 열받으면 눈주위에 다크써클이 생기는 경우가 있는데 이는 간열로 인한 것이므로 신맛을 섭취하면 됩니다.

붉은얼굴(심장소장)

평소에 얼굴이 붉거나 잘 붉어지는 경우 그리고 혀가 적색으로 변하는 현상은 심장소장이 원인이며 쓴맛을 섭취하면 해결됩니다.

노란얼굴(비장위장)

얼굴이 노랗거나 입술이 노랗게 변하는 경우는 비장위장으로 인한 단 맛부족으로 인한 현상입니다.

하얀얼굴(폐장대장)

백지장처럼 하얀 얼굴은 폐장대장의 문제로 인한 것이며 매운맛으로 해결할 수 있습니다.

검은얼굴(신장방광)

신장이 좋지 않은 분명한 징조 중의 하나가 얼굴과 귀가 검어지는 현 상입니다.

무채색인 흰색과 검정색 그리고 색의 삼원색인 빨강, 파랑, 노랑, 다섯가지를 한국의 전통색인 오방색 또는 오색이라고 합니다. 색동저고리, 잔치국수고명, 궁궐과 사찰의 단청 등에서 오색을 볼 수 있는데 모두 오행에 근거를 두고 있습니다.

편집과 인쇄에서는 색의 3원색을 Magenta, Cyan, Yellow 라고 표현하며 여기에 Black을 더하여 CMYK라고 합니다. RGB컬러에서 이미 Black의 B를 사용하고 있으므로 중복을 피하기 위해 Black의 끝 단어인 K로 사용하고 있습니다.

오행에 의한 컬러의 세계가 신체에도 고스란히 적용되니 우주의 이치는 모든 것에 공통적으로 적용되는 듯합니다.

6. 피

심장에서 펌프된 피는 간으로 보내져 피의 독소를 제거한 후 신장으로 보내져 신장 내 신우필터링을 통해 물을 걸러냅니다. 신우에서 필터된 물은 요도를 거쳐 방광으로 보내져 소변이 됩니다. 물이 필터된 피는 다시 간을 거쳐 심장으로 돌아가는 필터순환과정을 거칩니다.

콜레스테롤, 중성지방, 고지혈증(신장방광)

혈액에 지방성분의 물질이 많아서 생기는 증상으로 혈관벽에 지질이 쌓인 결과, 혈관벽을 좁혀 고혈압을 유발시키는 원인이 됩니다. 혈액을 정화시키는 짠맛을 충분히 섭취하면 혈액과 혈관벽이 깨끗이 청소되어 피가 정화되면서 관련수치가 정상으로 됩니다.

적혈구 부족증(신장방광)

적혈구의 붉은 색소인 헤모글로빈이 부족하면 빈혈이 생깁니다. 짠맛 섭취로 신장방광이 튼튼해지면 헤모글로빈을 만들어내므로 증상이 없어집니다.

백혈구 부족증(비장위장)

백혈구를 만들어내는 장부는 비장위장이며 백혈구생성을 원활하게 하는 방법은 단맛 섭취입니다.

혈소판 부족증(심포삼초)

혈소판 부족증을 해결하는 방법은 심포삼초를 강하게 해주는 떫은맛 섭취입니다.

수족냉증(심장소장)

심장의 펌핑력이 약하면 따뜻한 피가 신체끝인 손가락 발가락까지 미치지 못하므로 손끝이 저리거나 손발이 시렵습니다. 쓴맛 섭취로 심장을 튼튼히 해주면 해결됩니다.

7. 땀

과도한 땀(심장소장)

마른 음식을 먹어도 땀을 흘리고 뜨거운 음식을 먹을 경우 땀이 비오 듯 하는 과도한 땀은 심장 열로 인한 것입니다. 쓴맛을 섭취하면 조절 이 됩니다.

한열왕래(심포삼초)

갱년기 여성의 경우 몸이 더웠다 추웠다를 오가는 경우와 감기가 오래 가며 심한 경우 더울 때는 옷을 적실 정도로 땀을 흘리다가 갑자기 추 워지는 경우가 있습니다. 이는 한열을 조절하는 심포삼초가 약해졌기 때문이며 떫은맛을 꾸준히 섭취하는 것이 해결방법입니다.

8. 변

소변

소변은 신장속으로 들어온 혈액이 사구체라는 가는 모세혈관 다발을 거치면서 물과 전해질, 그리고 각종 노폐물을 분비하면서 만들어집니다. 이렇게 만들어진 소변은 세뇨관을 지나 신우로 흘러들어가고, 신우에 모인 소변은 요로를 거쳐 방광에 저장되었다가 요도를 따라 몸 밖으로 배출됩니다.

신장방광이 건강하지 못할 경우 소변의 배출과정에서 여러 가지 증상이 보입니다. 소변이 잘 나오지 않거나, 소변을 자주 보러 가거나, 자다가 중간에 소변보러 가기 위해 깨거나 하는 경우는 모두 신장방광에 이상이 있다는 증거입니다.

소변배출 기능이 원활하지 못할 경우 배출하지 못하는 물이 몸을 붓게 하고 복수를 채우기도 하고 폐로 들어가서 호흡곤란을 일으키기도 합니다.
배출된 소변의 혈뇨, 검은뇨, 단백뇨 등을 통해 신장방광의 건강 상태를 알 수가 있습니다. 양질의 짠맛을 충분히 섭취한 상태에서의 소변은 냄새도 나지 않고 컬러도 물과 같은 색입니다.

소변에 관한 위의 모든 경우는 신장방광의 문제로 짠맛이 해결해 줍니다만, 괄약근 수축력이 약해져서 소변을 쏟아내는 경우는 신맛으로 괄약근(근육)을 다스릴 수 있습니다.

대변

간장담낭(木)이 좋지 않을 경우 찌질찌질한 변의 상태가 됩니다.

심장소장(火)이 좋지 않을 경우 단단한 염소똥 같은 변이 됩니다.

비장위장(土)이 좋지 않을 경우 몽글몽글하게 뭉쳐지며 퍼지는 변이 됩니다.

폐장대장(金)이 좋지 않을 경우 설사가 됩니다.

신장방광(水)이 좋지 않을 경우 항문이 찢어질 정도로 딱딱한 변이 됩니다.

심포삼초(相火)가 좋지 않을 경우 변을 더 보고 싶은 느낌이 듭니다.

9. 혈압

고혈압

혈압측정수치 80-120 이상을 고혈압이라고 진단합니다. 정상혈압은 촌구맥을 짚어서 날숨과 들숨간에 맥박이 각각 두 번씩 뛰면 정상이며 아무런 문제가 없습니다. 그런데 혈압 측정 시 혈압약을 먹거나 절단 수술을 했을 경우에는 혈압 측정이 불가능해집니다.

고혈압 종류는 다음과 같습니다.

– 심장성 고혈압(구맥) 증상(심장소장)

심장이 약하고 얼굴이 벌개지며 가슴부터 압이 올라와 울렁거리고 현기증에 열이 이마에서 뒤로 넘어갑니다. 혓바늘이 돋고 팔꿈치가 아프고 어깨에 통증이 오며 좌골 신경통에 딸꾹질을 합니다. 가슴이 두근거리고 명치뼈가 뻐근하게 아프고 말을 더듬기도 합니다. 쓴맛인 인진쑥환 섭취를 통해 해결될 수 있습니다.

– 신장성 고혈압(석맥)(신장방광)

신장이 약해서 얼굴이 검은 빛이 돌고 혈압이 뒷목에서 앞으로 넘어옵니다. 눈이 빠질듯이 아프고 어지럽고 뒤에서 소리가나며 신장이 약해질 때 드러나는 증상들이 수반됩니다. 짠맛인 9회죽염 섭취를 통해 해결될 수 있습니다.

– 심포삼초 고혈압(구삼맥)(심포삼초)

심장성 혈압 및 신장성 혈압은 혈압약을 먹으면 즉시 효과가 있으나 심포삼초 혈압에는 효과가 전혀 없습니다. 뒷목 아래부위가 등쪽 아래로 당겨지고 눌려지는 듯한 증상으로 차갑고 뜨거운 기운인 한열이 왕래하는 것입이다. 이것은 고혈압이 아니고 신진대사가 원할하지 않기 때문에 생긴 증상으로 임파선이 붓고 열이 났을 때만 나타나는 증상입니다.

떫은맛인 황옥수수생가루 섭취를 통해 해결될 수 있습니다.

– 본태성 고혈압

기경팔맥이 모두 열려서 온몸의 에너지 소통이 잘 되므로 겨울에도 추위를 타지 않는 본래 타고난 체질입니다. 혈압이 보통 180 이상으로 나오나 본인은 아무런 증상도 느끼지 못합니다. 이런 경우 혈압약을 먹으면 중풍에 걸립니다.

저혈압

모든 장부의 전체적인 기능이 저하되어 발생하는 것으로 금기와 수기를 채워주면 정상상태로 돌아옵니다. 따라서 매운맛과 짠맛을 섭취하는 것이 해결방법입니다.

10. 당뇨

췌장기능이 약화되어 인슐린 분비가 안되는 당뇨는 One Type이라고 하고 피를 뽑았을 때 혈액속에 당지수가 높은 것일 뿐 실제 췌장기능과 상관없는 당뇨를 Two Type이라고 합니다.

One Type

어렸을 때부터 췌장기능에 문제가 있어 인슐린 분비를 못하므로 인슐린을 외부에서 공급합니다.

Two Type

실제 췌장기능에는 이상이 없고 과식이나 운동부족으로 혈액속에 당지수가 높을 뿐입니다. 그러나 이를 당뇨로 생각하고 외부에서 인슐린을 공급(주사)하면 췌장기능이 더욱 퇴화됩니다.

– 비위장이 약해서 조갈증으로 나온 당뇨(비장위장)

위장의 기능이 약한 사람들이 물을 켜는 현상으로 마른 사람의 경우에 해당합니다. 단맛인 케인슈가 섭취를 통해 해결할 수 있습니다.

– 심포삼초 이상으로 나오는 심포삼초당뇨(심포삼초)

신경성 당뇨로 대사증후군 즉 많이 먹어서 생기는 당뇨입니다. 혈액에 당이 많은 증상으로 혈액이 뻑뻑할 뿐 실제 당뇨는 아닙니다.

– 신장약화로 소변에서 단백뇨가 나오는 신장당뇨 (신장방광)

신장방광으로 인한 병입니다. 짠맛인 9회죽염 섭취를 통해 해결할 수 있습니다.

11. 어지럼증(빈혈)

이석증(신장방광)

귀속의 반고리관에 발생한 결석이 이동하여 생겨난 어지럼증입니다. 황제내경에 의하면 얼굴부위 중 귀는 신장이 주관한다고 되어 있습니다. 신장을 건강하게 하는 것은 짠맛으로 귀에 관한 증상은 짠맛을 섭취하면 해결됩니다. 그런데 신장방광의 약화로 인해 발생하는 모든 증상 중에서 짠맛의 양을 가장 많이 필요로 합니다. 따라서 귀속병을 회복하기 위한 양의 9회죽염을 섭취할 경우 신장관련 다른 부위의 증상까지도 저절로 회복될 것입니다. 한 달에 9회죽염 1kg 정도 섭취하면 해결될 수 있습니다. 하루 30g(1회 5g 6회 또는 1회 10g 3회)의 목표를 정해 놓고 섭취합니다.

헤모글로빈 부족으로 인한 빈혈(신장방광)

피는 적혈구, 백혈구, 혈소판, 혈장으로 구성되어 있습니다. 이 중 적혈구의 컬러인 붉은 색소가 헤모글로빈입니다. 헤모글로빈은 신장에서 생성됩니다. 헤모글로빈 부족으로 인한 빈혈도 이석증과 마찬가지로 신장기능을 강화함으로서 해결할 수 있습니다. 한 달에 9회죽염 500g~1kg 정도 섭취를 권장합니다.

12. 두통

두통의 원인은 머리가 차기 때문입니다. 머리가 차다는 의미는 두개골에 찬 기운이 침범했다는 것을 의미합니다. 머리는 원래 음양 중 양기운만 흐릅니다. 외부의 온도가 차면 머리에 냉기가 들어가 기순환이 안되어 통증을 수반하는 것이 두통입니다.

전두통(비장위장)

비장위장에 이상이 올 때 생깁니다. 과식을 하면 위장의 온도가 식기 때문에 위경맥에 에너지가 막혀서 앞머리가 쏟아지는 듯한 통증을 유발합니다. 따뜻한 음료수 또는 유기농 케인슈가 섭취를 통해 배를 따뜻하게 함으로써 해결할 수 있습니다.

편두통(간장담낭)

간장담낭에 이상으로 딱따구리가 나무를 쪼는 듯한 통증을 유발합니다. 신맛이 부족하여 담경락에 에너지가 막혔기 때문입니다. 신맛을 섭취하고 양 발의 네 번째 발가락에 자극을 주면 해결할 수 있습니다

정(정수리)두통 후두통(신장방광)

정두통은 신장방광 경락에 에너지가 잘 흐르지 않아 정수리부위가 뜨끈뜨끈해지는 것이고 후두통은 뒷골이 욱신욱신한 증상입니다. 속칭 머리가 빙빙도는 현상입니다. 짠맛인 9회죽염 섭취를 통해 해결할 수 있습니다.

손오공띠 두통(심포삼초)

손오공 띠두른 형태의 관자놀이부터 뒤로 이어지는 두통으로 머리가 쏟아지는 듯한 통증을 느낍니다. 심포삼초가 원인이 되는 두통입니다. 떫은 맛인 황옥수수생가루 섭취를 통해 해결될 수 있습니다.

13. 머리

탈모

나이가 들어 기혈순환이 잘 안되면 머리가 냉해지고 에너지의 흐름이 원활하지 않아 생기는 현상입니다. 토기(土氣)가 부족하여 비장위장 기능이 약해지면 앞이마의 머리카락이 빠져 대머리가 됩니다. 목기(木氣)가 부족하여 간장담낭의 기능이 약해지면 옆주변 머리카락이 빠집니다. 수기(水氣)가 부족하여 신장방광의 기능이 약해지면 정수리(속알머리) 머리카락이 빠집니다. 심포삼초 기능이 약해져서 생명력이 저하되면 전체 머리카락이 빠지게 됩니다. 방사선 치료를 받으면 머리카락이 빠지는 이유도 심포삼초 기능약화로 생명력이 저하되었기 때문입니다. 수기(水氣)와 심포삼초기능이 저하되면 원형탈모증이 생깁니다.

머리카락 가늘어짐

수기가 부족하면 머리카락이 가늘어지고 윤기가 없어집니다. 짠맛으로 해결됩니다.

흰머리/새치

수기가 부족하면 나이에 비해 흰머리(새치)가 많아집니다.

두피가렴증과 비듬

머리피부의 표피에 폐장대장의 약화로 생기는 증상이므로 매운맛 섭취가 해결방안입니다. 화농직전의 발진을 동반하므로 짠맛을 함께 섭취하면 좋습니다. 두피에서 생겨나는 비듬 역시 같은 원리입니다.

뇌경색

육장육부의 기능이 저하되면서 위로 가는 기운과 아래로 가는 기운의 균형이 한쪽으로 치우치거나 좌우 균형이 맞지 않으면 기운이 한쪽으로 몰리게 되고 기운이 몰리는 뇌혈관에서 피의 흐름이 막혀 산소가 부족하면서 뇌혈관이 굳어지는 현상입니다.

뇌출혈

육장육부의 기능이 저하되면서 위로 가는 기운과 아래로 가는 기운의 균형이 한쪽으로 치우치거나 좌우 균형이 맞지 않으면 기운이 한쪽으로 몰리게 되고 기운이 몰리는 대뇌의 혈관이 터지는 현상입니다.

뇌수막염

뇌를 싸고 있는 막이 뇌수막(meninx)이고 그 뇌수막에 염증이 생기는 것이 뇌수막염입니다. 머리가 차기 때문에 발생하는 현상입니다. 해결방안은 머리를 뜨겁게 해야 하고 짠맛으로 염증을 다스립니다.

뇌염

바이러스 작용으로 뇌 실질에 염증이 생기는 증상입니다. 해결방안은 매운맛과 짠맛을 섭취하는 것입니다.

14. 얼굴

이마의 검은 컬러(비장위장)

단맛이 부족하면 이마부분이 검은색으로 변하기도 합니다.

얼굴전체 붉은색(심장소장)

평상시 얼굴이 붉은 색을 띄거나 금방 붉어지는 증상은 심장기운이 약하기 때문입니다.

얼굴 기름기

얼굴에 기름기가 많아 화장이 번들거리는 현상은 단맛이 부족하기 때문이며 단맛을 충분히 섭취하면 기름기가 없어집니다.

여드름(폐장대장)

얼굴피지선의 염증질환으로 폐장대장과 연관되며 매운맛이 해결해줍니다. 여드름 밑에 화농성 염증을 동반하는 경우 짠맛을 함께 섭취합니다.

턱주위 뾰루지(신장방광)

턱주위에 붉은 뾰류지 등이 산발적으로 생기는 경우 신장방광의 문제이며 짠맛이 해결방안입니다.

15. 눈썹과 눈

눈썹이 눈으로 파고 들어가 눈을 찌르는 현상
뭉치는 토(비장위장)의 기운 때문이며 단맛을 많이 섭취하면 해결됩니다.

사시눈
양쪽 눈의 시선이 똑바로 한 물체를 향하지 못하는 증상입니다. 양쪽 눈의 근육을 균형있게 잡아당겨 물체에 시선을 집중하여야 하는데 한쪽의 근육을 잡아당기는 힘이 부족하여 균형감을 상실했으므로 신맛 섭취를 통해 간장담낭으로 하여금 근육을 잡아당기는 양쪽힘에 균형감이 생길 수 있도록 합니다.

다래끼
눈꺼풀의 분비샘에 염증이 생기는 현상으로 해결방안은 쓴맛 섭취입니다.

눈에 열나고 시리고 눈물이 나오는 증상
간의 열이 눈으로 나오는 것이며 해결방안은 신맛을 섭취하는 것입니다.

안압, 안구돌출, 눈알이 빠질 것 같은 통증
신장방광이 약화되면 눈에서 시작하는 경락부위에 에너지가 통하지 않아 압력이 올라가고 이로 인해 눈이 빠질 것 같은 통증이 생기며 안구가 돌출되기도 합니다. 짠맛 섭취가 해결방안입니다.

결막염

근막(membrane)은 간담이 지배하므로 결막염은 신맛을 섭취해야 하나 근막에 염증이 생긴 것이므로 짠맛도 함께 섭취해야 합니다.

근시 원시

노안(근시 원시)은 신장방광이 지배하므로 짠맛을 섭취하는 것이 해결방안입니다.

백내장

백내장은 심포삼초와 신장방광이 약해진 결과이므로 떫은맛과 짠맛을 동시에 섭취합니다.

녹내장

녹내장은 간담과 신장방광이 약해져서 생기는 증상이므로 신맛과 짠맛을 동시에 섭취합니다.

16. 귀(신장방광)

귀를 다스리는 장부는 신장방광입니다.

귀습진

귀속이 가렵고 진물이 나다가 마르기를 반복하는 증상

이명증

귀에서 소리가 나는 증상

이석증

귀속 기관의 평형이 맞지 않아 발생하는 어지럼증

가는귀 먹음

소리가 잘 들리지 않는 증상

중이염

귀속 중이에 염증이 생긴 증상

위의 모든 증상은 신장방광의 약화로 생긴 것이므로 해결방안은 짠맛 섭취입니다. 신장방광의 원인으로 발생하는 다른 증상에 비해 훨씬 많은 양의 짠맛 섭취가 필요합니다.

예외적으로 귀속냄새는 비장위장의 약화로 생긴 증상으로 단맛이 해결방안입니다.

17. 코

코골이
푸우 코골이는 심장소장이 원인으로 쓴맛을 섭취하고 드르렁 코골이는 신장방광이 원인이므로 짠맛을 섭취합니다.

저녁에 호흡이 가뿐 증상
신장방광이 원인이며 짠맛으로 해결합니다.

재채기, 기침, 콧물, 비염, 축농증, 코피, 코딱지, 코안에 혹, 딸기코
냉기가 신체로 들어가 발생한 증상으로 폐장대장이 원인이며 매운맛으로 해결합니다.

코밑이 따끔따끔한 증상
폐장대장이 원인이며 매운맛으로 해결합니다.

18. 입술(비장위장)

입술이 말라서 트고 갈라짐
단맛이 부족하면 입술이 마르고 더 심해지면 트고 갈라집니다. 촉촉한 립그로스를 발라도 튼 증상이 개선되지 않으며 침을 바르면 더욱더 심해져갑니다. 단맛을 충분히 섭취하면 촉촉하고 붉으스레한 입술이 됩니다.

입술물집
입술에 물집이 생기면 피곤해서라고 생각합니다. 피곤할 때 설탕물을 먹기도 하지요. 단맛을 섭취하는 것이 해결방안입니다.

입술주위가 쪼글쪼글해지는 현상(식사 시 많이 드러남)
단맛을 충분히 섭취하면 나이들어도 입술주위가 쪼글거리는 것을 방지할 수 있습니다.

19. 입안

입안 헐음(비장위장)
입안이 잘 허는 증상은 단맛 부족입니다.

하품(신장방광)
아침저녁으로 하품을 많이 하는 증상은 신장방광이 약하기 때문이며 짠맛을 충분히 섭취하는 것이 해결방안입니다.

침흘리는 증상(신장방광)
아가들이 침을 잘 흘리므로 턱받이가 따로 있을 정도입니다. 이런 아가들에게 죽염물을 입안에 넣어주면 침을 흘리지 않습니다. 침을 흘리면서 자는 어른들도 신장방광 때문이며 짠맛을 섭취하면 침흘리는 증상이 개선됩니다.

구취
입안 구취는 자신은 모를 수 있고 상대방은 쉽게 알 수는 있으나 말해주기가 민망합니다. 따라서 각자 자신의 입에서 구취가 나는지 확인해볼 필요가 있습니다.

구취의 증상은 **위가 안 좋을 경우**와 **간이 안 좋을 경우** 나타납니다.

위가 안 좋은 사람은 유기농 원당설탕(케인슈가)을 하루 아침점심저녁으로 또는 수시로 두 큰술 정도를 침에 녹여먹거나 물 또는 레몬즙 등에 타먹으면 위장도 좋아지면서 구취가 없어집니다.

간이 안 좋은 경우는 신맛(새콤한 맛)이 나는 구연산, 자연발효식초(감식초 권유), 신과일 등 신맛이 강한 것을 먹으면 해결됩니다. 신맛의 경우 유기농 원당설탕을 듬뿍 타서 마시면 신맛이 중화되어 새콤달콤한 맛이 되면서 신맛과 단맛을 함께 섭취함으로써 위와 간을 한 번에 보호할 수 있습니다.

구안와사

토의 기능이 약해서 오는 증상입니다. 얼굴에 찬 바람을 쐬면 근육이 마비되어 좌우 근육의 차이가 생기는 것입니다. 특히 바깥 기운이 더운 늦봄에서 초가을까지 찬 음식을 먹고 비위장이 찬 상태에서 머리 부위에 돌이나 찬 물건을 배고 낮잠을 자고 일어나면 얼굴에 마비가 옵니다. 결국 기가 쇠하여 오는 증상입니다. 따뜻한 단 음식을 먹되 과식은 "절대금물"입니다. 마비된 부위를 침이나 수기요법으로 치료합니다.

20. 혀(심장소장)

아래 증상들은 심장소장이 원인이 되어 발생한 증상들로 쓴맛을 섭취하는 것이 해결방안입니다.

혓갈라짐

혓바닥이 논바닥 갈라지듯 갈라지는 증상은 심장소장이 원인입니다.

혀백태

혀에 하얗게 백태가 끼는 증상도 심장소장이 원인입니다.

혓바늘

혓바늘이 솟아서 통증을 느끼는 증상도 심장소장이 원인입니다.

혀의 미각 상실

심장에 열이 많으면 그 열기로 혀의 미각이 상실되어 음식의 간을 제대로 느낄 수가 없습니다. 따라서 요리하는 직업인들은 심장관리에 각별한 주의를 기울여야 합니다.

21. 치아(신장방광)

이갈이
이를 갈면서 자는 증상은 간장담낭의 기운이 약해진 것이 원인입니다.

검은이
치아가 검은 경우 흡연으로 인한 니코틴 또는 커피 등으로 인해 착색된 것으로 잘못 알고 있는데 짠맛이 부족하여 신장방광의 약화로 인해 발생한 증상입니다. 따라서 짠맛 섭취가 해결방안입니다.

시린이
치아는 법랑질, 상아질, 백악질, 치수로 구성되어 있는데 법랑질이 벗겨지고 상아질이 드러나면 시린이가 됩니다. 꾸준한 짠맛 섭취 외에도 양치죽염으로 양치를 하면 시린이를 개선하는데 효과가 있습니다.

풍치
치아에 염증이 생겨 들뜨고 붓고 피가나기도 하는 잇몸질환입니다.

> ### Tip 임플란트를 해서는 안되는 이유
> 임플란트는 치아를 뽑은 자리의 뼈에 인공치아를 고정시키기 위해서 인공적인 나사를 심는 것입니다. 이때 우리 몸의 뼈는 인공나사를 이물질로 인식하고 온갖 힘을 다해서 계속 밀어내고 거부합니다. 이렇게 뼈가 과도한 힘을 사용하면서 뼈를 주관하는 신장방광을 약화시키게 됩니다. 약화된 신장방광을 표준상태로 유지하려면 짠맛을 충분히 섭취해야 합니다.
>
> **Implant의 사전적 의미** (의학적 목적을 위해 보통 인공적인 물질을 사람의 몸에) 심다

22. 턱

턱주위 뾰루지(신장방광)

턱주위를 지저분하게 만드는 산발적 붉은 뾰루지 등은 신장방광이 약해진 원인으로 발생되는 증상입니다. 짠맛 섭취가 해결방안입니다.

하악관절 통증(비장위장)

입을 벌릴 때 아래 턱에서 덜그덕거리는 소리나 딱딱 소리가 나는 경우, 하품 후 턱이 벌어진 채 입이 다물어지지 않는 현상은 비장위장이 원인으로 생겨난 하악관절 증상입니다. 단맛 섭취가 해결방안입니다.

사각턱(폐장대장)

귀밑 턱이 사각으로 벌어지는 현상으로 폐장대장이 원인으로 생겨난 증상이며 매운맛 섭취가 해결방안입니다.

주걱턱(신장방광)

턱이 주걱처럼 앞으로 튀어나온 현상이며, 신장방광이 원인으로 생겨난 증상입니다. 짠맛 섭취가 해결방안입니다.

23. 목

인후염

인두[1]와 후두[2]에 염증이 생긴 증상입니다.

인후는 간담이 지배하므로 간담을 좋게 만드는 신맛인 구연산을 섭취하고 염증을 위해 짠맛을 섭취하면 해결됩니다.

편도선염

편도선은 입과 코를 통해 들어오는 세균 등 외부 물질을 방어하는 역할을 하기 때문에 편도선이 잘 붓는다고 해서 잘라내면 방어선이 뚫려서 세균 등을 거르지 못하므로 문제가 됩니다. 신맛인 구연산과 짠맛인 9회죽염 섭취하면 해결됩니다.

갑상선(신장방광)

생체발육 촉진 및 대사조절용 갑상선 호르몬을 분비하는 기관입니다. 짠맛으로 해결되며 떫은맛을 함께 섭취하면 더욱더 효과적입니다.

자라목 또는 일자목(폐장대장)

어깨가 구부정해지면서 목이 자라목처럼 앞으로 죽 나오게 되는 현상입니다. 폐장대장이 원인이며 매운맛 섭취가 해결방안입니다.

---

1) **인두** : 입과 식도 사이에 위치하며 공기와 음식물이 통과하는 길입니다.
2) **후두** : 성대가 후두에 위치하는 발성기관이기도 하면서 호흡 시 후두를 통해 공기가 폐로 드나듭니다.

24. 등

등통증
신장방광 경락이 지나가는 등에 에너지가 막혀서 발생하는 증상으로 짠맛을 섭취하면 해결됩니다.

등뾰루지
폐기능이 약화되면 폐앞가슴이나 등표피에 뾰루지가 생깁니다. 매운 맛을 섭취하면 해결됩니다.

허리통증
신장기능이 약해지면 허리통증이 생기는데 방광경락에 나쁜에너지가 뭉쳐서 발생하는 통증입니다. 이런 경우 신장기능의 약화로 인한 증상과 동반하여 발생합니다. 짠맛을 섭취하면 해결됩니다.

아침에 일어나서 허리를 펼 때 허리주위에 경력한 통증이 오다가 몇 번의 운동후에 통증이 감소되는 것은 근육의 문제로 강직통이라고 합니다. 신맛을 섭취하여 간장담낭 기능을 좋게 하면 해결됩니다.

꼬리뼈 통증
심포삼초 기능이 약화되어 발생하는 증상으로 꼬리뼈는 심포삼초의 지배를 받기 때문입니다. 떫은맛을 섭취하면 해결됩니다.

25. 어깨

어깨통증

· 어깨 전체 통증은 어깨가 냉해서 생기는 증상입니다. 따라서 여름에도 민소매를 피하고 어깨를 따뜻하게 해주는 것이 필요합니다.
· 목과 어깨 사이의 통증은 간장담낭이 약해서 발생하는 증상이므로 신맛으로 해결됩니다.(간장담낭)
· 어깨 앞쪽은 폐장대장의 경락이 지나가는 자리이므로 폐장대장이 약화되면 발생하는 통증으로 매운맛을 섭취하면 해결됩니다.(폐장대장)
· 어깨 뒤쪽의 어깻죽지의 통증은 소장경락이 지나가는 자리에 에너지가 막혀서 발생하는 것이므로 쓴맛을 섭취하면 해결됩니다. 이 통증의 경우에는 팔을 올리면 올라갑니다.(심장소장)
· 그러나 만약 팔을 올렸을 때 극심한 통증으로 인해 팔을 못 올릴 경우는 오십견으로 심포삼초 기능 때문이며, 떫은맛을 섭취하면 됩니다.(심포삼초)

구부정한 어깨

폐장대장의 기운이 약하면 흉추 1번~4번 사이가 뒤로 솟아나서 어깨가 구부정해집니다. 그래서 보통 폐질환 환자들이 어깨가 굽고 고개를 앞으로 들고 눈을 치켜드는 현상을 보입니다. 매운맛을 섭취하는 것이 해결방안입니다.

26. 가슴

늑막염

늑간과 늑간 사이에 염증이 있는 것을 늑막염이라고 합니다. 간장담낭의 경락이 지나가는 길이므로 신맛으로 해결되며 염증은 짠맛으로 다스립니다.

흉만통

폐의 표면과 갈비뼈로 이루어진 부분의 안쪽을 덮고 있는 장막으로 흉막(胸膜)이라고도 합니다. 이 흉막에 통증이 흉만통입니다. 신맛 섭취가 해결책입니다.

27. 간장담낭

간염

간의 바이러스 타입에 따라 ABC형으로 나뉩니다. A형과 C형은 간의 기능이 약해서 발생하는 증상이므로 신맛으로 해결되지만 B형은 비장 위장 기능이 약하면 발생되므로 단맛 섭취로 해결됩니다.

간물혹

간기능에 에너지 흐름이 막히기 때문에 백혈구와 바이러스의 싸움으로 인해 나쁜 기운이 모여서 물혹이라는 염증을 만들어 냅니다. 짠맛과 신맛 섭취로 해결됩니다.

담낭염

담낭기능에 에너지 흐름이 막힘으로 인해 백혈구와 바이러스의 싸워 담낭에 나쁜 기운이 모여서 물혹이라는 염증을 만들어냅니다. 짠맛과 신맛 섭취로 해결됩니다.

지방간

음식의 과잉섭취로 인해 간에 지방이 쌓여서 발생한 증상입니다. 지방 간이 되면 간이 냉해져서 간경화로 이어집니다. 매운맛과 뜨거운 맛이 지방을 녹여버리고 신맛으로 간을 건강하게 해주면 해결됩니다.

28. 심장소장

장하수(간장담낭)
장기의 하수는 근육이 이완된 문제이므로 신맛 섭취로 해결됩니다.

심근경색
심장기운이 약해 관상동맥의 피가 공급이 안되어 발생하는 증상으로 심장마비라고도 합니다. 심장근육은 인위적으로 조절되지 않는 불수의(不隨意)근육입니다. 심장기능이 약할 때 발생되는 여러 증상들이 모두 드러나게 되며 쓴맛 섭취로 해결됩니다.

심장판막증
심장판막에 바이러스가 침범하여 판막의 기능을 못하게 만들어 피의 유통순환이 안되는 증상입니다. 이 경우는 심장판막수술을 받는 것이 해결책입니다.

29. 비장위장

비장염(췌장염)

비장에 염증이 생긴 것으로 짠맛과 단맛으로 해결됩니다.

위장병(위염)

위산 과다로 위 기능이 약화되어 위에 염증이 발생한 증상입니다. 다시 말해서 담낭(쓸개즙)즙 과다로 인해 속쓰림이 발생된 경우입니다. 위의 분비를 통제하는 매운맛(금극목)과 위 기능을 살리는 단맛을 섭취하는 것이 해결책입니다.

위천공

위염이 심해지면 위장이 펑크나는 증상으로 항문으로 피를 쏟아내게 됩니다. 수술이 해결책입니다. 진통제, 소화제, 제산제 등으로 되어 있는 위장약을 계속 먹으면 위장기능을 상실하여 위천공으로 진행됩니다.

무산통증

위산이 나오지 않음으로 인한 통증입니다. 내시경검사시 위가 깨끗하다고 나옵니다. 밥을 씹으면 모래 씹는 느낌이 듭니다. 소화가 전혀 되지 않고 속이 쓰립니다. 신맛 섭취가 해결책입니다.

위경련

체한 증상이 위경련입니다. 위경련은 심한 통증을 유발하며 열손가락 열발가락 끝을 따서 피를 뽑아낸 후 따뜻한 설탕물을 섭취하는 것이 해결책입니다.

토사곽난

부패한 음식을 섭취 시 부패균 때문에 위장에서 십이지장으로 음식을 못 내려보내고 위장으로 역류하는 것이 토하는 증상이며 위장에서 십이지장으로 내려간 음식은 설사로 나오는 증상입니다. 하루 정도 단식 하면 해결됩니다.

위하수

과식이 원인이며 위가 배꼽 아래로 늘어지는 증상입니다.
위 부위가 주무특하게 늘어나 있는 듯한 느낌으로 아주 불편합니다.
과식을 하지 않으면 해결됩니다.

30. 기관지(폐장대장)

천식

기관지가 좁아져서 숨이 차고 색색거리는 숨소리가 들리면서 기침을 심하게 하는 증상입니다. 기관지가 좁아진 원인은 냉기 때문입니다. 매운맛을 통해 냉기를 없애주면 지관지는 제자리로 돌아가므로 천식이 자연스럽게 해결됩니다.

기관지 확장증

기관지가 늘어나 확장되어 있는 증상입니다. 천식이 오래되면 기관지가 확장됩니다. 이 증상 역시 냉기 때문이므로 매운맛 섭취로 해결됩니다.

기관지 분비물(가래, 염증)

폐에 찬공기의 유입을 막기 위해 기관지에 가래가 생기는 증상으로 매운맛과 따뜻한 음식을 섭취하고 운동을 하여 냉기를 없애주면 해결됩니다.

31. 폐 또는 허파(폐장대장)

폐확장증(결핵확장) 매운맛

매운맛이 부족하면 폐가 늘어져(확장) 호흡이 답답하고 가슴이 터질듯한 느낌이 듭니다. 폐를 주관하는 것이 금기이므로 금기가 부족하면 폐 스스로가 살기 위해 폐를 늘어지게 만듭니다. 이로 인해 늘어진 폐로 인해 가슴이 아프므로 자연스럽게 가슴을 움츠리게 하여 어깨가 굽고 자라목을 만들게 됩니다.

폐수축증(간장담낭) 신맛

X레이 촬영 시 정상적인 폐보다 수축되어 있는 상태이거나 폐가 잘 보이지 않는 상태가 폐수축증입니다. 이는 목기운인 간담기능이 약해져서 폐가 수축되어진 생태로 근육을 주관하는 간담이 약해지면 폐의 근육을 수축시킴으로써 자연히 폐가 수축되는 현상입니다. 이는 신맛 섭취를 통해 해결할 수 있습니다.

폐기종

폐에 공기가 찬 증상입니다. 매운맛으로 해결됩니다.

폐수종

폐에 물이 찬 증상입니다. 매운맛으로 해결됩니다.

폐렴

폐에 염증이 생긴 증상입니다. 매운맛과 짠맛으로 회복할 수 있습니다.

폐결핵

결핵은 폐에 찬기운이 들어가서 염증이 생긴 것으로 심장과 폐에 이상이 있는 것입니다. 기침하고 피가 나오면 무조건 폐로 보는데 심장과 폐는 분명히 다릅니다.

폐에 이상이 있을 경우 파스라는 약을 복용하면 낫는 경우도 있고 낫지 않는 경우도 있습니다. 심장에 이상이 있을 경우에도 마치 폐병처럼 기침을 하기 때문에 증상을 봐가면서 회복안을 강구해야 합니다.

폐의 문제일 경우 청양고추환을, 심장의 문제일 경우 인진쑥환을 섭취하면 됩니다.

폐암

외부의 바이러스 침범으로 폐의 세포가 변하는 것으로 폐의 세포에 결절이 생기고 폐의 기능을 하지 못하는 증상입니다.

32. 신장방광

신장염
신장은 콩팥이라고도 하며 아래쪽 배의 등쪽에 쌍으로 위치하며 혈액을 여과하여 물을 소변으로 배출, 혈액속의 전해질 농도 조절 등 체내 생리적 기능을 담당합니다. 이러한 신장에 염증이 생기는 것이 신장염입니다. 짠맛 섭취가 해결방안입니다.

신우염
네프론에서 만들어진 소변이 일시적으로 모이는 깔때기 모양의 장기로 신장안에 위치하며 요관으로 연결되어 소변을 요관으로 내보내는 역할을 하는 신우에 염증이 생기는 것이 신우염입니다. 짠맛 섭취가 해결방안입니다.

신장결석
신장결석은 소변 안에 들어있는 물질들이 결정을 이루고 침착이 되어 신장에 마치 돌과 같은 형태가 생기는 물질입니다. 녹색식물에 있는 칼륨을 섭취시 칼륨과 길항작용을 하는 나트륨을 함께 섭취하면 결석이 예방됩니다. 따라서 평상시에 충분한 짠맛을 섭취하는 것이 해결방안입니다.

요로결석
신장에서 만들어진 결석이 요관을 따라 이동하게 되며 크기가 작을 때는 소변을 통하여 저절로 우리 몸에서 빠져나가지만, 크기가 크면 이동하는 도중에 요로를 막게 되는데 이것이 요로결석입니다. 이때 요관을 따라 이동하면서 요로를 긁게 되면 상처가 생기면서 피가 나와 혈뇨가 되기도 합니다.

방광염

방광은 요로를 통해 신장에서 내보내는 소변을 저장하고 배출하는 역할을 하는 빈 주머니의 근육기관으로 방광에 염증이 생기는 것이 방광염입니다. 짠맛 섭취가 해결방안입니다.

Tip 노변냉성 밑 배출경로

신동맥을 통해 신장 속으로 들어온 혈액은 사구체라는 가는 모세혈관 다발을 거치면서 물과 전해질, 그리고 각종 노폐물을 보우먼 주머니 속으로 분비해 냅니다. 이렇게 만들어진 소변은 세뇨관을 지나 신우로 흘러들어가고, 신우에 모인 소변은 요로를 거쳐 방광에 저장되었다가 요도를 따라 몸 밖으로 배출됩니다.

33. 심포삼초

심포는 당기는 힘이고 삼초는 내뺕는 힘입니다.

손바닥 땀, 습진, 갈라짐, 가려움증, 수포, 류마티스 관절염(손가락 관절통)

생명력을 주관하는 심포삼초 경락이 손바닥을 지나갑니다. 손과 관련된 위의 증상들은 심포삼초가 약화되어 발생하는 증상이므로 떫은맛을 섭취하면 해결됩니다.

불면증, 우울증, 자살충동(+매운맛), 헛것이 보이는 증상(선망), 각종 중독증, 손톱 물어뜯는 증상, 다리 떠는 증상, 틱장애 등

정신과 질환에 해당하는 위의 정신적 증상들은 심포삼초가 약화되어 발생하는 증상으로 떫은맛을 섭취하는 것이 해결방안입니다.

눈썹과 속눈썹 빠짐

심포삼초기능이 약화되어 생명력 부족으로 인해 발생하는 증상이므로 떫은맛으로 해결됩니다.

34. 팔(심장소장)

테니스 · 골프 엘보

테니스, 골프, 바느질, 컴퓨터 마우스패드 등 한가지 동작을 반복하면 발생하는 증상으로 팔꿈치를 지나 팔에서 손가락끝으로 연결되는 심장소장의 경락이 약해져서 발생한 증상입니다. 쓴맛을 섭취하면 해결됩니다.

35. 손톱(간장담낭)

아래 내용들은 간장담낭을 원인으로 발생하는 증상으로 신맛 섭취가 해결방안입니다.

손톱이 깨지고 뒤집어지고 얇아짐(신맛과 동시에 매운맛 섭취)

손톱이 가로로 쭈글쭈글해지는 현상

손톱이 세로로 줄이 서는 현상

손톱에 흰반점이 생기는 현상

36. 골반

고관절 통증

골반가장자리에 위치한 고관절로 간장담낭의 경락이 지나갑니다. 고관절에 에너지가 흐르지 않기 때문에 통증이 발생되는 것이므로 신맛을 섭취하여 간장담낭을 건강하게 해주면 간장담낭 스스로가 간담 경락을 뚫어 에너지를 흐르게 하므로 통증이 자연스럽게 해결됩니다.

척추측만증

선골(천골)이 틀어짐으로 인해 선골위로 연결되어 있는 척주가 함께 틀어져 발생하는 증상으로 카이로프라틱으로 해결될 수 있습니다.

37. 자궁

자궁물혹(신장방광)

자궁기능에 에너지 흐름이 막힘으로 인해 백혈구와 바이러스가 싸운 결과 나쁜 기운이 모여서 자궁에 물혹이라는 염증을 만들어 냅니다. 짠맛으로 해결됩니다.

자궁근종/선종(신장방광)

짠맛 부족으로 자궁에 기혈순환이 되지 않아 결절(혹)이 생긴 것입니다. 짠맛 섭취로 해결됩니다.

자궁하수(비장위장)

단맛부족으로 자궁이 아래로 늘어진 증상입니다. 맥상으로 비위장이 약한 홍맥이 나오며 단맛섭취로 해결됩니다.

자궁이 위로 올라간 현상(간장담낭)

간장담낭 기능의 약화로 인해서 근육이 수축되어 자궁이 위로 올라붙는 증상입니다. 소변후 자궁이 위로 올라붙어 극심한 통증을 수반합니다. 이 증상을 방광염과 혼동할 수 있으나 방광염과는 다르며 간장담낭을 건강하게 해주는 신맛으로 해결됩니다.

38. 항문

치질

폐대장의 마지막 장부인 항문부위의 막장이 냉해서 발생하는 증상으로 매운맛과 짠맛으로 해결됩니다. 맹장수술을 한 경우 나이들면 치질과 치루 등의 항문병이 생기므로 맹장수술환자는 이유불문하고 맵고 짠맛을 섭취해야 합니다.

치루

항문에서 피고름이 나오는 증상으로 맵고 짠맛으로 해결됩니다. 치질에 비해 짠맛을 더 많이 섭취해야 치루의 고름을 해결할 수 있습니다.

항문괄약근 약화

간장담낭이 약해지면 항문괄약근이 약화되어 변조절을 하지 못하는 현상이 발생됩니다. 신맛을 섭취하면 해결됩니다.

39. 소변

혈뇨

소변에 피가 섞여 나오는 것이 혈뇨입니다. 신장의 신사구체에 있는 모세혈관이 터져서 소변에 피가 섞여 나오는 것인데 짠맛 섭취로 신장을 건강하게 하면 해결됩니다.

빈뇨(소태)

방광기능이 약해서 소변을 방광에 오래 담아둘 수 없기 때문에 빈번하게 소변을 보러가는 것입니다. 짠맛을 섭취해서 방광을 튼튼히 하면 해결됩니다.

단백뇨/검은색뇨

신장기능의 약화로 인해 단백질을 걸러내지 못하므로 소변에 단백질이 함유되어 있는 상태입니다. 또한 짠맛이 부족하면 얼굴도, 치아도, 대소변도 검은색이 됩니다. 짠맛 섭취가 해결방안입니다.

요실금

심포삼초 상화기운과 금기운과 수기운이 부족하면 생깁니다. 맵고 짜고 떫은맛의 음식을 섭취하면 해결됩니다.

전립선비대

심포삼초 상화기운과 수기운이 부족하여 생기는 증상으로 짜고 떫은맛을 섭취하는 것이 해결책입니다.

40. 허벅지

허벅지 통증

비위장의 경락이 허벅지로 지나갑니다. 비위장이 약해져 허벅지의 비위장 경락이 막히면 에너지가 흐르지 않아 통증이 발생합니다. 부딪히지도 않았는데 모세혈관이 터져서 허벅지가 까맣게 멍들기도 합니다. 단맛을 많이 섭취하면 해결됩니다.

41. 무릎

무릎관절염

무릎관절로 비장위장의 경락이 통과하는데 비장위장이 약해지면 무릎
경락이 막혀 에너지가 지나가지 못하므로 통증이 생깁니다. 단맛을 많
이 섭취하면 해결됩니다.

42. 오금(무릎 뒤)

오금통증

무릎뒷면인 오금을 지나가는 신장방광경락이 막히서 발생하는 통증입니다. 짠맛이 해결책입니다.

43. 종아리

하지정맥

피와 혈관은 심장소장이 관장합니다. 그러므로 심장소장이 약하면 피와 혈관기능이 약해지고 온몸에 피를 공급하는 힘 또한 약해져서 종아리까지 혈액이 공급되지 못해 발생하는 증상입니다. 결국 피가 순환되지 못하여 특정 혈관에 모여 있는 상황이므로 심장을 튼튼하게 하면 해결됩니다. 하지정맥 수술로는 근본적인 해결이 되지 않습니다.

종아리통증

신장방광 경락이 종아리로 지나갑니다. 종아리 관련 증상은 종아리가 붓거나 종아리만 살찌거나 종아리가 아픈 경우에 해당됩니다. 짠맛 섭취로 해결됩니다. 단, 신맛 부족으로 간장담낭이 약해서 발생하는 종아리 쥐나는 증상과 구별됩니다.

44. 발목

발목통증과 부종

신장방광 경락이 발목을 지나가는데 신장방광이 약해져서 발생하는
통증입니다. 짠맛 섭취로 해결됩니다.

45. 발

발바닥 통증
간담이 약해져서 발생하는 통증으로 신맛 섭취가 해결책입니다.

족저근막염
발바닥 가장 낮은 부분을 족저라고 하며 족저의 근막에 염증이 발생한 것을 족저근막염이라 합니다. 족저근막은 간장담낭 경락이 끝나는 지점으로 에너지흐름이 막혀서 발생한 증상입니다. 간장담낭 경락에 너지를 통하게 할 수 있는 신맛을 섭취하고 염증은 짠맛으로 해결합니다.

발바닥 갈라짐
발바닥이 갈라지는 증상의 원인은 간장담낭이 약해졌기 때문이므로 신맛 섭취가 해결책입니다.

뒤꿈치 갈라짐
뒤꿈치 살이 두꺼워지고 표피가 일어나는 증상의 원인은 단맛 부족이므로 단맛을 많이 섭취하면 발뒤꿈치가 맨들맨들해집니다.

발등통풍
발등통풍의 원인은 신장방광 기능이 약화됐기 때문이므로 짠맛 섭취가 해결책입니다.

46. 발가락

발가락 무좀

무좀은 곰팡이균이므로 짠맛을 섭취하면 해결됩니다.

발꼬랑내

발냄새는 짠맛이 부족하여 생기는 증상이므로 짠맛 섭취가 해결책입니다.

47. 발톱

발톱 뭉그러지는 현상
발톱이 뭉그러지고 두꺼워지는 현상(발톱무좀)은 신맛 부족으로 간장 담낭이 약해져서 발생한 증상입니다.

발톱이 파고듦
발톱이 오그라들어 살을 파고드는 증상은 단맛 부족으로 비장위장이 약해져 발생한 증상입니다.

02 Q&A

문답으로 알아본 "건강하게 사는 법"

황제내경이란 무엇입니까?

황제내경은 한의학에서 현존하는 가장 오래된 의학서입니다. 이 책은 음양오행을 바탕으로 오장육부와 경락, 그리고 기혈의 순행 등에 따라 질병을 치료합니다. 음양(陰陽)은 인간 몸속에 흐르는 "음전기와 양전기"를, 오행(五行)은 인체의 "간/담, 심장/소장, 비장/위장, 폐/대장, 신장/방광, 그리고 심포/삼초"를 가리킵니다. 그리고 이러한 인체 장기들은 우리가 매일 먹는 음식, 즉 맛과 밀접한 관계가 있죠. 그러므로 간/담은 신맛, 심장/소장은 쓴맛, 비장/위장은 단맛, 폐/대장은 매운맛, 신장/방광은 짠맛, 그리고 심포/삼초는 떫은맛과 관계가 깊습니다. 그리고 그에 따른 질병의 원인과 맛의 치료법을 분석하면 다음과 같습니다.

#1 "신맛"을 먹어라!

• 증상 : 편도가 붓고 다래끼가 나며 눈에 눈물이 많이 난다. 간에 열이 차서 공격적인 성향을 보이며 화를 잘 낸다. 옆머리카락이 빠진다. 눈에 열이 난다.

• 원인 : 간/담이 나쁜 경우

• 추천음식 : 구연산, 신 김치, 자두, 사과 등. 구연산의 경우 물에 구연산과 설탕을 같이 타서 음료수처럼 마시면 좋다.

- 주의 : 위장이 안 좋은 사람은 피한다.

#2 "쓴맛"을 먹어라!
- 증상 : 눈이 충혈되고 혓바늘이 돋고 양쪽 볼이 빨갛다. 과도한 땀을 흘리며 심장이 두근거린다. 생리 전 통증이 있다.
- 원인 : 심장이 나쁜 경우
- 추천음식 : 자몽, 인진쑥, 익모초, 안 매운 고추 등.
- 주의 : 폐 · 대장이 안 좋은 사람은 피한다.

#3 "단맛"을 먹어라!
- 증상 : 입술이 갈라지고 튼다. 무릎관절염이 생긴다. 겨드랑이 암내가 난다. 입술에 물집이 생기고 인안전체가 헌다. 귀속에서 냄새가 난다. 앞머리카락이 빠진다.
- 원인 : 비장/위장이 나쁜 경우
- 추천음식 : 유기농원당, 참외 외에 단맛이 나는 과일 등.
- 주의 : 신장 · 방광이 안 좋은 사람은 피한다.

#4 "매운맛"을 먹어라!
- 증상 : 손목이 시리다. 비염과 축농증. 두드러기와 알레르기, 아토피 증세가 있다.
- 원인 : 폐/대장이 나쁜 경우
- 추천음식 : 현미와 청량고추, 고추장 등
- 주의 : 간이 안 좋은 사람은 피한다.

#5 "짠맛"을 먹어라!

- 증상 : 발목이 아프다. 흰 머리카락이 생긴다. 뒷머리카락이 빠진다. 생리 중 통증이 있다. 이명과 중이염 증세가 있다. 원시, 근시가 있다.
- 원인 : 신장/방광
- 추천음식 : 죽염, 천일염, 조선간장(천일염), 천일염 된장 등
- 주의 : 심장이 안 좋은 사람은 피한다.

#6 "떫은맛"을 먹어라!

- 증상 : 초조하고 불안감을 느끼며 손에 땀이 나며 손톱을 물어뜯는다. 의심병 등 심리적인 요인으로 인한 증상
- 원인 : 심포/삼초
- 추천음식 : 토마토, 떫은감, 생황옥수수가루, 떫은 감자 등

모든 병은 우리가 섭취하는 음식과 관련되어 있다.

자연의학자 이장훈 선생에게 묻다!

이장훈 선생은 처음엔 골반교정을 통한 디스크 전문 치료사였다. 그러나 자연요법에 대한 치료를 연구하기 시작하면서 다양한 인체의 기와 경혈, 경락 등에 대해 24년간 연구를 해왔으며, 지금은 카이로프라틱과 황제내경 자연의학자로서 활동 중이다.

카이로프라틱 내용

1) 황제내경에 의한 12경락 에너지순환
2) 목디스크, 척추디스크, 척추측만증, 허리통증에 대한 원인파악 및 카이로프라틱 교정
3) 내경 증상에 따른 원인파악 및 식품을 통한 회복방안 제시

#1 현대의학과 황제내경의 차이점은 무엇이 있습니까?

현대의학은 질병의 발병 결과로 치료를 우선으로 한다면, 황제내경은 근본적으로 질병의 근원을 찾는 연구를 합니다. 즉 동양 최고의 의학 경전인 황제내경에 의한 질병원인 분류체계를 통해 상생상극 하는 인체의 장기들의 적절한 밸런스를 유지하는 것이 가장 기본으로 질병을 치료하는 해법이라고 할 수 있죠.

#2 육미를 얼마나 먹어야 하나요?

예를 들어 간담이 안 좋으면 간에 열이 차서 공격적인 성향을 보이며 화를 잘 내게 됩니다. 이러한 증상은 성장기 아이들에게서도 볼 수 있는 현상인데 이럴 때는 신맛이 나는 음식을 먹는 것이 좋습니다. 이러한 증상은 즉각적으로 효과가 있지만 장기적으로 섭취할 경우 성격개조에도 효과를 볼 수 있습니다.

#3 육미를 먹는 것은 동서양 불문 하고 다 좋은 것인가요?

당연합니다. 사람이라면 누구든 적용되는 원리라고 할 수 있습니다.

#4 우리가 알고 있는 음식에 대한 잘못된 상식은 무엇이 있을까요?

일반적으로는 맵고 짠 음식은 몸에 안 좋고 무조건 싱겁게 먹는 것이 좋은 것으로 알고 있는 경우가 많습니다. 하지만 폐/대장이 안 좋으면 매운맛을 섭취해야하며, 신장/방광이 좋지 않은 경우 짠맛을 섭취하는 것이 맞습니다. 단, 여기에서 짠맛은 천일염이나 죽염을 뜻합니다.

#5 아프지 않게 살고 싶은 사람들에게 당부하고 싶은 말이 있다면 무엇이 있을까요?

우리는 평소 식습관, 생활습관으로 인해서 육장육부를 괴롭히고 있습니다. 예를 들어 담배를 피워서 폐, 대장을 약하게 하거나 술을 많이 마셔서 신장, 방광과 폐, 대장을 약하게 만들고 있죠. 선천적 유전적인 원인과 후천적 원인으로 인체의 불균형이 생기게 되면서 모든 만병이 생기게 되는 것입니다. 여섯 장부의 불균형을 바로 잡는 것이 건강을 되찾는 열쇠입니다. 그러므로 우리인체에 대한 관심과 공부를 통해 자신의 건강은 물론 가족의 건강을 잘 지켜나가셨으면 좋겠습니다.

아프지 않게 사는 법

펴낸날 ‖ 2016년 6월 21일 초판 발행

지은이 ‖ 도오 이장훈, 김은영

펴낸이 ‖ 유영일

편 집 ‖ 조명찬
디자인 ‖ 이영희
마케팅 ‖ 이종상

펴낸곳 ‖ 올리브나무
　　　　출판등록 제2002-000042호
　　　　경기도 고양시 일산동구 정발산로 82번길 10, 705-101
　　　　전화 070-8274-1226, 010-7755-2261
　　　　팩스 031-629-6983　　E메일 yoyoyi91@naver.com

값 15,000원

ISBN 978-89-93620-52-8　03510